AF339317

AUX MÈRES DE FAMILLE

L'École de la Pureté

PAR

Mme E. PIECZYNSKA

Troisième édition

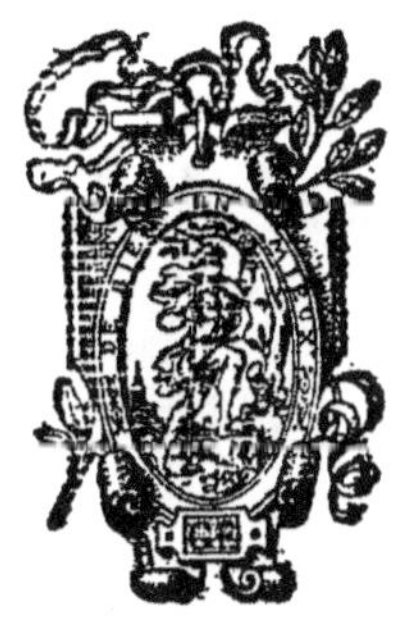

PARIS

LIBRAIRIE FISCHBACHER

33, RUE DE SEINE, 33

1900

L'ÉCOLE DE LA PURETÉ

INTRODUCTION

A MES CONTEMPORAINES

L'heure semble venue où notre influence sur les mœurs doit entrer dans une phase nouvelle. De tous temps, les aspirations ou les tolérances de notre sexe ont déterminé le degré de pureté ou de corruption auquel les peuples sont parvenus ; mais cette influence souveraine, que l'histoire reconnaît à la femme, s'est exercée jusqu'ici sans prendre conscience d'elle-même. On nous prêtait le privilège d'être pures sans le savoir — même sans le vouloir — par une grâce d'état. La vertu dont on nous confiait le ministère, on la faisait résider dans notre ignorance. Dans le type de l'ingénue s'est résumé, pour nos prédécesseurs, l'idéal féminin de la pureté, et nous-mêmes, fourvoyées par le préjugé général, nous nous sommes faites complices de cette bévue ; présomptueuses à notre insu, ignorantes des grandes solidarités physiologiques et psychiques qui nous font participer à tout ce qui est humain, nous aussi avons cru que le mal ne pouvait nous venir que du dehors et que, pour rester sans tache, il suffisait de nous isoler des contacts.

Aujourd'hui, nous assistons à une transformation : la sphère de notre sexe s'étend, son jugement s'individualise ; nous cessons d'être des forces inconscientes, agissant isolément ; pour mieux remplir notre mission, nous voulons la connaître et en comprendre toute la portée. L'innocence négative de l'ignorance ne nous paraît plus le seul et dernier retranchement de la pureté parmi nous ; nous aspirons à une pureté de conviction, plus digne du nom de vertu, et qui seule nous sera une sauvegarde suffisante. C'est pourquoi, nous voulons entreprendre l'étude des fonctions de la vie où il est de notre devoir de faire prévaloir la pureté. Nous voulons nous instruire des lois qui président au rapport des sexes dans la nature et dans l'humanité. Nous n'ignorons point que cette résolution est contraire aux usages du monde. Ce que nous abordons au nom de la pureté, le code de la société le proscrit au nom de la décence ; les termes mêmes qui s'y rapportent sont prohibés.

Mais à qui ces réticences donnent-elles le change sur nos mœurs ? Les règles de nos bienséances sont d'une rigueur pointilleuse, mais leur sévérité se borne à sauver les apparences ; elle s'épuise contre les mots, si bien qu'il n'en reste plus pour les choses. On suggère impunément ce qu'il est défendu de dire, et ce qu'on s'indignerait d'entendre, on le sous-entend à plaisir. Ceux qu'offusque l'abord direct des lois naturelles, tolèrent peut-être complaisamment l'abord clandestin d'idées impures par les plus licencieux écrivains.

L'art suprême en littérature n'est-il pas d'amener le lecteur jusque dans l'état d'âme que l'on ne saurait désigner sans l'offenser ? Celui qui, d'une main légère et par mille artifices, vous initie à cet émoi physique, à ce trouble vague où s'allument les convoitises sensuelles, qui sait vous y maintenir de page en page et de chapitre en chapitre, celui-là, c'est le grand charmeur, le romancier à la mode ; les éditeurs se le disputent, et boudoirs et salons s'ouvrent devant lui.

Puisqu'il en est ainsi, nous refusera-t-on le

droit de nous affranchir de ces lois hypocrites d'une bienséance mensongère, et de lever contre elles l'étendard de la pureté dont elles usurpent le nom ? Ce sont les pensées de Dieu à l'égard de la reproduction que nous aspirons à connaître, et non les dérèglements des hommes. Quant à ceux-ci, nulle curiosité malsaine ne nous porte à en prendre connaissance. Plus haut que toute curiosité, plus haut même que l'intérêt scientifique, nous trouvons le mobile de cette étude. Nous l'abordons au nom du devoir, et, en cet auguste nom, nous soulèverons les voiles de convention qui nous dérobent les réalités de la nature et de la vie.

Mais, ces voiles écartés, qu'est-ce donc qui nous arrête encore sur le seuil que nous allions franchir ? Quelle est cette réserve instinctive qui fait frémir, en présence de ce sujet, vos consciences affranchies de l'artifice ?

Ah ! ce n'est plus l'émoi de la pruderie. Obscur, irraisonné peut-être, votre instinct répond à une loi de la nature, qui est aussi une loi morale. La voici dans le langage du prophète Esaïe :

« Tout ce qui est glorieux sera recouvert d'un voile. [1] »

[1] Esaïe IV, 5.

C'est loin de nos yeux, au sein de la terre, que s'accomplit le miracle de la germination, que le grain de blé devient plante. C'est dans le secret des rochers que se cristallisent l'émeraude, l'améthyste, le rubis. La chenille, pour se transformer, s'enveloppe d'un cocon. Partout, nous cherchons en vain à scruter les origines de la vie; poursuivons-nous leur secret, il semble que nous arrivions sur le seuil d'un sanctuaire; un pas de plus et nous verrions Dieu! Mais ce pas est infranchissable; nous restons sur le seuil. L'acte créateur, « les chérubins le voilent de leurs ailes ».

Ne doit-il pas en être ainsi à bien plus forte raison de la génération humaine? En l'homme, la vie atteint sa forme la plus parfaite; elle devient consciente, pensante, de telle sorte qu'au mystère de la création matérielle s'ajoute celui de toutes nos puissances psychiques. Où, quand, comment ces attributs souverains de l'humanité sont-ils transmis à la cellule presque invisible qui va devenir l'enfant? Et cette condition première, étonnante si l'on y songe, de toute reproduction, cette union nécessaire de deux êtres à laquelle seule est prêté le pouvoir procréateur, quel est son secret, sa raison d'être? Pour notre humanité, comment Dieu l'a-t-Il pensée, voulue, cette union intégrale, source de la vie ?

La grandeur de ces problèmes nous enveloppe, et nous nous taisons.....

Les anciennes religions avaient des mystères auxquels les prêtres seuls étaient initiés, et cela par degrés ; ces mystères n'étaient pas destinés à rester ignorés, mais à être connus de personnes bien préparées. Des épreuves de patience, de courage, attendaient les novices aux premiers pas de leur initiation, et rebutaient ceux dont la curiosité était le seul mobile. Des devoirs de respect, d'obéissance aux supérieurs maintenaient les néophytes dans l'humilité.

Il en est de même des secrets de la nature. Ce n'est pas pour nous condamner à les ignorer que Dieu les a placés tout autour de nous, mais pour que nous soyons forcés de les étudier avec respect, sans oublier devant eux notre petitesse et notre impuissance.

Toutefois, est-ce bien à nous qu'il appartient de les sonder ? Nous, femmes, y sommes-nous appelées ? Ah ! ce ne sont pas les savants et les philosophes qui ont les premiers droits à cette initiation : ce sont les mères ! Les secrets de la génération, nous ne pouvons, comme ceux de la chimie ou de l'astronomie, les laisser aux spécialistes. *Nous* en sommes les spécialistes !

Est-il besoin de vous le démontrer ?

« L'amour, a dit l'une de nous[1], n'est qu'un épisode dans la vie des hommes ; il est l'essence de la vie des femmes. » — N'est-ce pas encore plus vrai de la maternité ? Je n'ai pas à prouver aux mères que toute leur vie se rapporte à leurs enfants, que toute leur âme s'emploie et se dépense pour eux, sans trêve et sans relâche ; cependant, les meilleures d'entre les mères pensent-elles jamais avoir été pleinement à la hauteur de leur tâche ? Non, car elles sentent que pour cela il faudrait presque tout savoir, sinon tous les secrets de la science, au moins tous ceux de l'expérience, ceux de la vie, tout ce qui est humain.

En effet, combien ils diffèrent entre eux, comme ils diffèrent souvent de vous, les enfants que Dieu vous donne ! Et pourtant, pour que la confiance se maintienne, il faut qu'ils se sentent compris, bien plus, devinés. Ne faut-il pas que votre cœur soit éclairé d'une pleine lumière pour suffire à cette mission ? Ce

[1] Mᵐᵉ de Staël.

sont les deux sexes — c'est toute l'humanité — que Dieu vous met entre les mains, et ce serait n'être mère qu'à moitié que de borner vos connaissances à ce qui concerne notre sexe. La femme est, par devoir, tenue de s'initier à la vie des deux sexes, puisqu'elle est chargée de les mettre au monde et de les élever tous les deux.

Mais je ne parle pas seulement ici aux mères selon la chair et le sang. Toutes les femmes ne sont pas mères. Celles qui ne se sont pas mariées doivent-elles renoncer à s'éclairer sur les questions qui vont nous occuper? Peuvent-elles y rester étrangères? Telle est assurément l'idée du plus grand nombre et, tandïs que l'on présente le mariage comme seul objectif aux jeunes filles de la classe aisée, par une prudence inconséquente, on s'abstient de les préparer à la maternité. — Or, je voudrais soutenir la thèse contraire et dire que, si même elle n'est pas destinée au mariage, la femme doit être élevée pour la maternité.

Toute femme accomplie est une âme maternelle, quelle que soit la forme que cette vocation ait revêtue dans sa vie. Les traits du caractère maternel sont essentiels au type idéal de la femme, à ce type que l'on croit de nos jours en danger d'être altéré et dont on nous supplie, à bon droit, de maintenir l'intégrité. Pour n'être pas manifestée dans le mariage, la maternité n'en est pas moins du domaine de nos âmes. La preuve, c'est que toutes les œuvres fécondes, vivantes, de la femme non mariée, sont des œuvres de maternité. Parlerai-je de l'enseignement? L'école est, pour une multitude d'enfants, le seul lieu où l'éducation s'exerce. Les maîtresses d'école, les institutrices doivent être accomplies dans la maternité pour que l'école supplée à tout ce qui manque au foyer.

Et ailleurs? Que faites-vous dans la philanthropie, dans toutes les œuvres de charité, sinon porter aux malheureux un cœur et des conseils maternels? Quel est l'idéal de la diaconesse, de la sœur de charité? N'est-ce pas cette union de patience et de courage — le courage de faire souffrir s'il le faut — qui caractérise le mieux un cœur de mère?

Et la femme médecin, en quoi est-elle originale, différente de ses collègues masculins et nécessaire à côté d'eux, si ce n'est dans ce même caractère maternel qui lui prête sur les malades une influence particulière?

C'est par notre maternité que nous sommes partout indispensables. Dans toutes les branches d'activité sociale, il faut des femmes parce qu'il faut des mères, et partout où il n'y en a pas, le monde est orphelin. C'est donc notre devoir, à toutes, d'aspirer à cette maturité de l'âme, et de ne reculer devant aucune des lumières qui contribueront à nous la donner.

Du reste, les circonstances nous y forcent. Est-il une seule d'entre vous qui n'ait eu, une fois dans sa vie, mission maternelle? Dieu n'attend pas toujours que nous soyons mariées pour nous jeter des enfants dans les bras. Lui, qui fait des orphelins, doit aussi faire pour eux des mères de droit divin.

Mais, est-il besoin de tous ces arguments? N'avez-vous pas, dès longtemps, ouvert vos cœurs aux grandes compassions humaines? Vous ne vous croyez plus permis de dire : « Suis-je le gardien de mon frère? » Vous sentez que ce qui, pour vos frères et vos sœurs, est un péril, vous concerne.

Ce sujet que nous abordons n'est, en effet, pas seulement une page sainte du livre de la nature ; c'est une page douloureuse, poignante de notre histoire, un drame de tous les instants qui se joue autour de nous, drame qui menace la famille, où se perdent les âmes, où se ruinent les carrières, où la jeunesse s'effondre.

Le sanctuaire a été profané! Ce qui devait être l'acte le plus saint de la vie en est devenu le plus corrompu, et le mystère de la génération est devenu celui de la honte.

Tant de brutalité, de bassesse, d'égoïsme, ont prévalu dans la vie sexuelle, que l'homme ne la connaît plus que comme un appétit, un besoin animal. — Voilà, pensez-vous, la cause de la honte qui s'y rattache! C'est de ce caractère d'animalité que provient la répugnance que ce sujet nous inspire! — Mais, avez-vous réfléchi que des actes de la vie végétative, non plus que de ceux de la vie animale, il ne nous vient jamais à l'idée de rougir? Avons-nous honte de notre sommeil, de notre alimentation? Pourquoi donc rougirions-nous des fonctions génératrices? Ah! c'est qu'elles sont déchues de leur vrai caractère, qu'elles se sont dégradées en devenant animales; parce que chez l'homme, elles devraient être *humaines*, c'est-à-dire inspirées par l'âme et soumises à la raison.

Il n'en est point ainsi parmi nous ; par une complaisance excessive, l'homme a augmenté en lui la soif des jouissances ; elle est devenue insatiable, tyrannique. Apportée aux sources mêmes des vies naissantes, elle se transmet à la postérité et croît en se perpétuant, comme un trait natif. Qui dira combien d'entre nous naissent prédisposés aux dérèglements sexuels? Or, tout dans nos mœurs favorise leur accroissement, la vie des villes, les erreurs de l'éducation, celles de notre alimentation, l'alcoolisme, tout cultive et nourrit les passions impures ; mais, plus encore peut-être que tout cela, la tolérance de l'opinion publique et l'indifférence des femmes, leur profonde ignorance à cet égard.

Ainsi, le vice grandit sous nos yeux, suivi de son cortège de maladies, qui se répandent autour de nous comme une lèpre. Vous frémiriez au tableau que je pourrais vous en faire ; pour avoir le courage de porter les yeux sur ces plaies, il faut sentir que cela est utile, nécessaire. Vous ne l'avez point encore, ce courage ; dès les premiers mots, vous m'arrêteriez, vous refuseriez de m'entendre et vous diriez en soupirant : « Hélas, qu'y pouvons-nous ? »

Je proteste : nous y pouvons tout ! C'est à nous qu'il appartient de porter remède à cet état de choses, et voici pourquoi :

Il est moins difficile à la femme qu'à

l'homme de retrouver au fond de son cœur les sentiments élevés, saints et purs, qui doivent accompagner l'acte de la génération, parce que cet acte est resté pour elle beaucoup plus sérieux que pour lui ; la maternité, ses douleurs, ses dangers, ses sacrifices, sont, pour la femme, inséparables des passions de l'amour et font contrepoids à la satisfaction toute passagère qui les accompagne ; jamais elle ne peut, autant que l'homme, oublier le but final de l'union des sexes, l'enfant à venir. Si cette union est restée pour elle plus près de ce que Dieu l'a faite, ce n'est point par son mérite, mais c'est par la force des choses.

La femme se trouve donc plus accessible à une vue saine et juste des lois morales qui régissent l'union conjugale.

Mais l'homme, lui aussi, est capable de saisir ces vues plus élevées, ou il en devient capable sous l'influence de l'amour. Adouci, épuré par ce sentiment, des aspects inattendus de la vie lui sont révélés. La plupart des hommes, s'ils se marient par amour, sont émus d'un respect plein de délicatesse pour leur jeune épouse ; ils la regardent comme quelque chose de plus pur, de plus saint qu'eux-mêmes ; c'est sous les traits de la femme aimée que leur apparaît, souvent pour la première fois, la beauté de la chasteté, réalisation émouvante d'un quelque chose d'ineffable qu'ils ont pu décrire, qu'ils ont appelé « le divin, l'éternel féminin », et qui n'est que l'amour rayonnant dans la pureté.

Trop souvent, cette révélation reste vague, indécise, et, n'ayant atteint que l'imagination, elle se dissipe, alors que le charme de l'inconnu diminue. Il y a pourtant des exceptions, et elles seraient plus nombreuses si la femme, appelée à ce sacerdoce à l'égard de son mari, y était dignement préparée, si, pure par conviction autant que par instinct, sa conscience la soutenait dans ses aspirations, et l'aidait, quand il y a lieu, à les faire prévaloir sur la passion de celui qui l'aime et sur le plaisir qu'elle trouve à lui complaire. Aujourd'hui, la jeune épouse, dans son ignorance, est trop défiante d'elle-même pour remplir cette mission de modérateur, et, craintive, incertaine, elle ne peut, le plus souvent, que se prêter aux caprices de son époux ou à son propre entraînement.

C'est donc aussi pour l'amour et pour le bien des hommes que les femmes doivent chercher à s'éclairer, afin de remplir auprès d'eux le rôle — qu'ils lui prêtent dans leurs rêves —

de prêtresses d'un chaste amour, de guides vers la pureté. Ce rôle, personne ne peut les y ,emplacer ; Dieu même les y appelle, et c'est celui dont les revêt leur couronne d'oranger.

Mais l'influence purifiante de la femme ne se borne point au foyer conjugal : elle s'étend sur la société et sur le monde. C'est la femme qui tient le sceptre de l'opinion publique, puissance formidable, devant laquelle il n'est pas un homme qui ne tremble.

Dans ce domaine, c'est vous qui faites la loi ; ce que vous tolérez, on le tolère ; ce que vous proscrivez est proscrit ; et si, dans chaque ville, vingt femmes du monde, vingt mères de famille, faisaient un pacte pour exclure de leurs maisons tout homme de mauvaise vie, j'ose le dire, en quelques années, le niveau des mœurs se serait élevé parmi nous.

Pour agir avec un pareil courage, il faut de fortes convictions, et on ne peut les puiser que dans la lumière et la connaissance de cause.

La recherche de la Vérité est celle de Dieu ; il faut s'y livrer de tout son cœur, de toute son âme, de toutes ses forces et de toute sa pensée. L'être entier doit participer à la poursuite du vrai, dans n'importe quel domaine, mais surtout dans l'étude des problèmes de la vie.

La vie, en effet, présente des aspects physiologiques qui sont du ressort de l'observation ; elle comporte, en outre, des considérations d'ordre social qui relèvent de la morale et de la science du devoir ; ceux-ci font appel à notre conscience. Enfin, aux lois fondamentales de la famille se rattachent tout le domaine de nos affections, tous les problèmes de l'amour.

L'étude de la vie sexuelle du genre humain ne saurait être complète qu'en embrassant tous ces aspects. Or, bien rares sont aujourd'hui ceux qui l'entreprennent sur un plan aussi vaste ; la plupart, savants et moralistes, pédagogues et philanthropes, s'accordent pour ne l'envisager que sous une seule de ses faces. On peut faire dans nos universités des études scientifiques complètes, devenir naturaliste ou médecin, sans entendre aucune allusion aux lois morales relatives aux rapports des sexes. D'un autre côté, les prédicateurs et les écrivains religieux qui abordent franchement la question des mœurs et prêchent la pureté, ne se font souvent aucun scrupule d'ignorer les lois de notre organisme, sa structure, les conditions de son fonctionnement, et croient pouvoir, sans tenir compte de ces lois, formuler les règles de notre vie sociale et de nos devoirs.

Cependant, dans la vie pratique, ces deux domaines que l'on s'obstine à séparer, restent indissolublement unis. Le secret de notre être, la clef de tous ses problèmes est dans leur juste relation. Notre vie physique et notre vie morale se modifient l'une par l'autre de telle manière, que nul ne pourra jamais connaître l'une en ignorant l'autre, et que ceux qui persistent à les envisager séparément restent sans influence sur l'être humain. Cela est manifeste dès que l'on quitte la théorie pour l'application. L'impuissance de la médecine, en bien des cas, n'a pas d'autre cause que l'ignorance des forces psychiques à l'œuvre, ou l'inaptitude du médecin à s'en rendre maître. D'autre part, d'où vient l'inefficacité de tant d'avertissements à la jeunesse, sinon de l'objection, aussi fausse que banale : « La science dit autrement ! » — « Il faut obéir à la nature ! »

C'est ainsi que, par leur séparation, l'influence pour le bien, dans les deux camps, est paralysée.

Si l'on peut reprocher aux hommes de science de rester trop souvent étrangers aux

questions morales, ce sont les hommes religieux qui ont le plus grand tort, lorsqu'ils
négligent la nature ou se méfient des faits d'observation, car, chez eux, cette insouciance est
un manque de respect envers le Créateur qu'ils
veulent honorer. Eux, au moins, devraient savoir que l'homme ne peut rien contre la vérité,
qu'elle est souveraine, invincible, et ils devraient regarder les choses créées avec assurance, désireux d'y sonder la pensée de Dieu,
au lieu de trembler de la crainte inavouable
de voir surgir quelque chose qui nuise à leur
foi.

Quoi qu'il en soit, la division subsiste, et,
tandis que, par une spécialisation à outrance,
les données de ces problèmes sont l'objet de
savantes investigations, bien peu d'esprits
s'essaient à leur synthèse ; nous toutes, à qui
s'en impose la nécessité dans la pratique, nous
sommes pour cela laissées à nos propres
forces.

C'est pourquoi, nous, femmes et mères, qui
avons avant tout pour objet la science du
devoir, nous ne trouverons dans aucun livre
isolé tout ce qu'il nous faut savoir, ou plutôt
nous ne saurions l'y trouver classé, coordonné en vue de nos besoins, ni adapté à

notre but immédiat. Nous devons donc concevoir nous-mêmes le programme de l'école de pureté que nous-mêmes voulons suivre, afin d'y faire asseoir ensuite nos enfants et ceux qui nous sont confiés.

Car c'est *une école* qu'il faut à la pureté, — une école, dans toute l'acception du terme. Son programme doit comprendre des informations positives, des notions précises sur le corps humain et ses lois, mais aussi, la recherche de principes moraux de conduite et la science de leur application.

Enfin, il en est de la pureté comme de tout autre objet d'enseignement ; pour en prendre une connaissance intime, il faut encore l'exercice personnel, qui seul fournit les données indispensables de l'expérience. C'est à celui qui *fait* la volonté de Dieu qu'est promise la connaissance de sa pensée.

Telle est l'école dont je voudrais vous entretenir, non point avec la prétention de m'y ériger en maître, ni de vous en offrir, sur tous les articles du programme, les enseignements, mais pour en élaborer avec vous l'idée. Là où le cours de mes études m'aura permis de recueillir quelques informations, je vous en ferai part ; ailleurs, je me bornerai à vous désigner le sujet des réflexions où des recherches auxquelles je n'ai pu me consacrer. — Une seule chose m'autorise à m'adresser à vous; c'est que je suis l'une des vôtres. Vos besoins ont été les miens ; préparée comme vous l'êtes, j'ai dû faire face aux mêmes devoirs et rencontrer les mêmes obstacles. C'est à ce seul titre que je peux solliciter votre attention. En me frayant à moi-même un chemin vers des convictions indispensables, je ne puis prétendre avoir tracé votre route, mais j'en ai reconnu le terrain, et si les lacunes de mon travail ne sont que trop évidentes, peut-être contribueront-elles à faire ressortir la nécessité d'un travail meilleur sur le même sujet, à décider une plume plus compétente à l'entreprendre. S'il en était ainsi, mon but serait atteint.

L'ÉCOLE DE LA PURETÉ

I

Modes élémentaires de la Reproduction

La reproduction dite asexuelle : scission, bourgeonnement,
enkistement cellulaires. — La Karyokinèse, ou division
des noyaux. — La conjugaison chez les Infusoires. —
Spécialisation des cellules dans les tissus des organismes
supérieurs. — L'élément sexué cellulaire chez les plantes
et chez les animaux. — Hermaphrodisme. — Génération
alternante. — Parthénogénèse.

Rien ne prête aux phénomènes de notre vie
une plus grande dignité que de les envisager
dans leurs rapports avec la Vie universelle.
En suivant les fonctions de notre organisme
hors de l'horizon borné de nos nécessités
égoïstes, en les voyant, comme de mystérieux
liens, nous rattacher à tout ce qui vit, et
s'étendre sur l'immensité du monde animé,
nous discernons, dans les lois générales qui
nous régissent, une majesté qui les rend dignes
de la pensée d'un Dieu. Et tandis que, nous
voyant si petits dans l'étendue de la Création,
nous nous sentons pénétrés d'humilité et de

respect, le contraste même de notre petitesse avec la grandeur de ce que nous contemplons nous fait tressaillir d'enthousiasme, — car cet Univers, dont nous ne sommes que des atomes, nous en sommes les maîtres par la pensée. C'est ainsi que nous sont révélées en même temps notre dépendance et notre royauté, et que la connaissance de notre vraie place dans la nature nous rend humbles, à la fois, et conscients de notre plus noble apanage.

Suivez-moi donc, et contemplons dans toute la Nature la reproduction de la Vie et ses lois. « Croissez et multipliez », a dit l'Eternel à tout ce qui vit. Lisons, dans le monde des animaux et des plantes, la réponse à cet ordre souverain.

Le règne végétal et le règne animal se déploient devant nous comme deux arbres de Vie, différents, et toutefois pleins d'étonnantes analogies. Plus que toute autre fonction, la Reproduction établit entre eux des parallèles, et les rapproche, non seulement par la grande loi des sexes et de la fécondation, mais jusque par les modes divers et les gradations qui se manifestent dans ces lois.

Chez les animaux comme chez les plantes, nous pouvons suivre, d'espèce en espèce, les phénomènes de la vie sexuelle ; mais si nous redescendons des types élevés vers les formes rudimentaires, nous voyons la distinction entre les sexes s'atténuer graduellement, s'effacer, perdre de son évidence, puis disparaître à nos yeux. Les traits caractéristiques du mâle et de la femelle, d'abord nombreux, apparents, diminuent en nombre et en importance, et bientôt ne se distinguent plus qu'à l'aide du microscope. Enfin, nous atteindrons à une forme de la vie si élémentaire, qu'elle ne nous en offrira plus le moindre vestige. Dépourvus de membres et d'organes, tous les individus d'une même espèce seront identiques et présenteront l'aspect uniforme d'une cellule.

La *cellule* est le plus simple des corps vivants ; c'est une goutte de protoplasme. Tel est le mystère de sa transparence, que nous ne saurions quelquefois distinguer si elle est animal ou plante, car, à ce degré de simplicité, les règnes mêmes de la nature se confondent.

Mais la cellule n'est pas seulement l'aspect le plus simple que puisse revêtir un être isolé ; elle est encore l'unité constitutive de la substance dont sont formés tous les corps, tous les organismes composés.

Notre corps est un édifice, construit avec

ces matériaux microscopiques en nombre immense; comme des briques réunies par des mortiers, des ciments, les cellules s'alignent, se superposent et s'agencent pour former nos membres, nos os, nos organes. Rien en nous n'est tout d'une pièce; tout est composé de

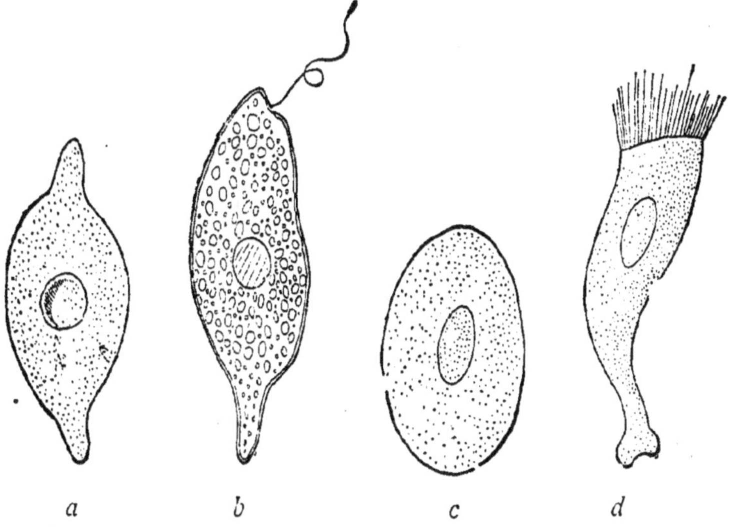

Fig. 1. — *a*, algue monocellulaire : Hydrocytium acuminatum ; *b*, infusoire : Euglena viridis ; *c*, globule rouge du sang de grenouille ; *d*, cellule épitéliale des fosses nasales.

ces petites unités, dont chacune est un centre de vie pour elle-même, naît, se nourrit, grandit, se reproduit et meurt. (Fig. 1).

Quelle est la nature de cette substance vivante, de ce protoplasme qui compose la cellule ? Quelles en sont les propriétés ?

Au moyen de très forts grossissements, nous y discernons un fin réseau de mailles, baigné d'un liquide ; des particules solides y flottent, entraînées par des courants dont nous ignorons la nature et l'origine.

Soumise à diverses influences, nous voyons la cellule réagir, se contracter, changer de forme ; parfois, elle pousse spontanément des prolongements, sortes de bras avec lesquels on lui voit saisir, comme des proies, des particules organiques qu'elle engloutit dans son sein.

Le protoplasme est donc doué de la faculté de *se mouvoir*. Ces particules de substance étrangère, que nous voyons y pénétrer, s'y dissolvent et disparaissent. Le protoplasme a donc la propriété de se les *assimiler* ; il les digère et s'en nourrit.

La cellule nous révèle encore que le protoplasme est *sensible*, car nous voyons les êtres microscopiques, contenus dans l'eau d'un vase, choisir pour s'y rassembler les points exposés à la lumière ou aux rayons du soleil.

Enfin, nous voyons la cellule *expulser* de son sein des particules de matière, et, dans certains cas, produire, élaborer ainsi des fluides de nature souvent complexe. Mais toutes ces propriétés vitales, où résident-elles ? Comment sont-elles incorporées à cette parcelle de substance, à cette goutte de gelée incolore ? Par quel secret lui restent-elles associées dans cet état qu'on appelle la vie, et l'abandonnent-elles aussitôt, au moment de la mort ? — Mystère ! En face de ce globule homogène et transparent, nous sommes comme Christophe Colomb devant l'Océan. Sa transparence, son uniformité même, sont pour nous plus insondables que la plus complexe des structures. Tous les secrets de la vie sont là devant nous, dans ce petit corps si simple, et notre regard le traverse sans les saisir.

Toutefois, parmi ces secrets, il en est un qui se laisse, sinon dévoiler, du moins poursuivre jusque dans l'intimité de la substance : c'est celui de la Reproduction.

Cette fonction s'accompagne de phénomènes caractéristiques, surtout manifestes chez les cellules qui possèdent un *noyau*. Le noyau, ou *nucleus*, est une petite sphère de structure particulière, qui flotte au sein du protoplasme, et qui s'en distingue en ce qu'elle réfléchit autrement la lumière et paraît plus ou moins brillante que lui. La cellule a-t-elle séjourné quelque temps dans un liquide coloré, cette différence de substance du noyau devient encore plus évidente : le protoplasme ne se sera coloré que légèrement ou pas du tout ; le noyau, au contraire, se sera teint d'une vive couleur. On a nommé *chromatine* la substance qui lui donne cette affinité et qui

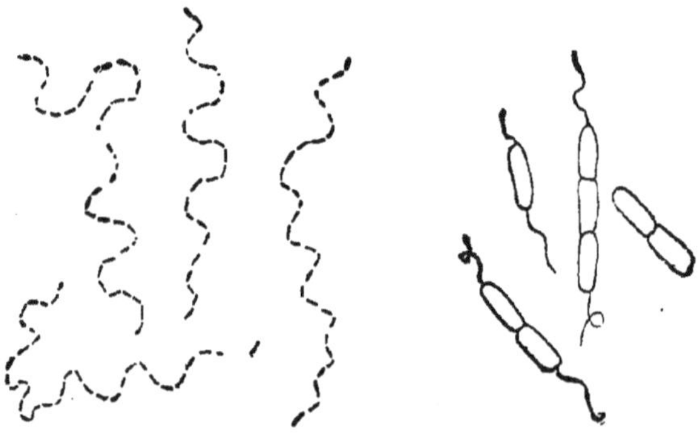

Fig. 2

Spirochaete plicatilis.   Bacillus subtilis.

se trouve, dans le noyau, mélangée à un autre fluide, le suc nucléaire.

Tel est ce noyau que l'on voit flotter, unique ou multiple, au sein de la plupart des cellules, — non de toutes, cependant, car les bactéries, les microbes nous offrent généralement l'aspect d'un petit trait, d'un bâtonnet homogène où ne se distingue aucune partie différenciée. (Fig. 2). Mais nous discernons un nucléus, ou plusieurs, chez les Infusoires, les Algues et dans toutes les cellules de nos tissus. Vous allez voir le rôle important que joue cet organe dans leur multiplication.

Certaines cellules ne nous révèlent en rien ce qui les prépare à la Reproduction. Nous les voyons se partager en deux, se dédoubler, par une scission spontanée, sous l'impulsion de causes qui nous demeurent impénétrables.

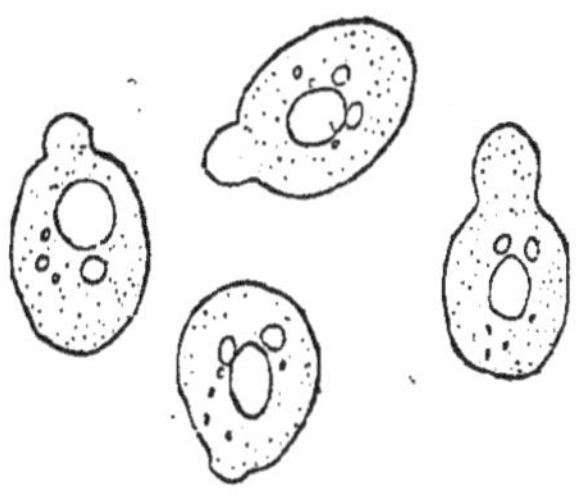

Fig. 3. — Champignon de la levure de bière ; saccharomices cerevisiæ.

Ailleurs, on voit surgir en un point de la surface un prolongement qui grandit et bientôt se détache, entraînant généralement avec lui une portion du noyau. C'est là ce qu'on nomme le *bourgeonnement* cellulaire. (Fig. 3).

Ailleurs encore, la cellule mère *s'enkyste,* c'est-à-dire s'enveloppe d'une capsule résistante, puis, ainsi protégée, se divise en plusieurs cellules égales ; le moment venu, la cap-

sule se rompt, et les cellules multiples s'en
échappent pour grandir à leur tour jusqu'au
jour de l'enkystement. (Fig. 4).

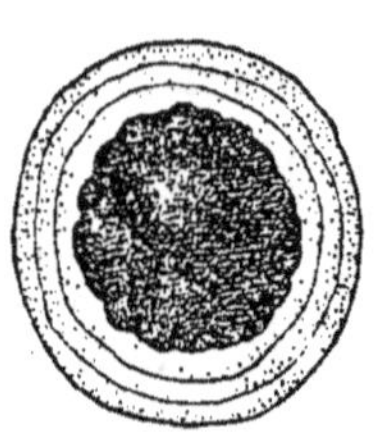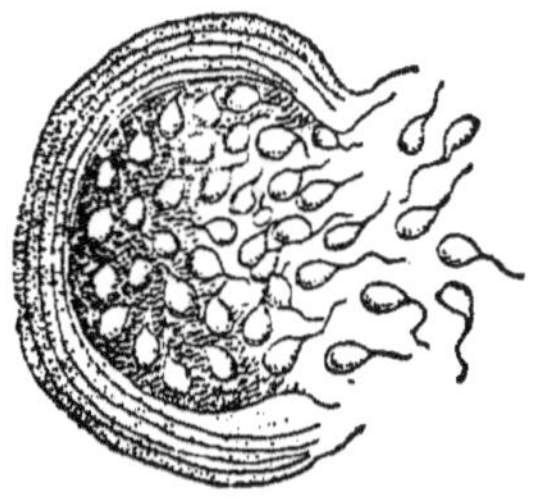

Fig. 4. — Protomyxa.

Dans certains cas, nous pénétrons plus avant
dans les secrets de la cellule en reproduc-

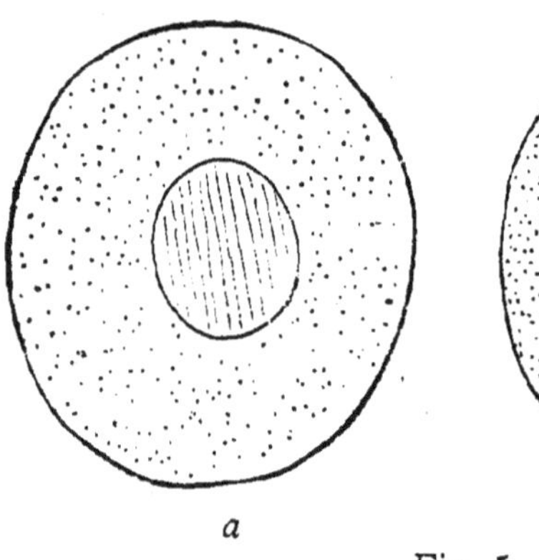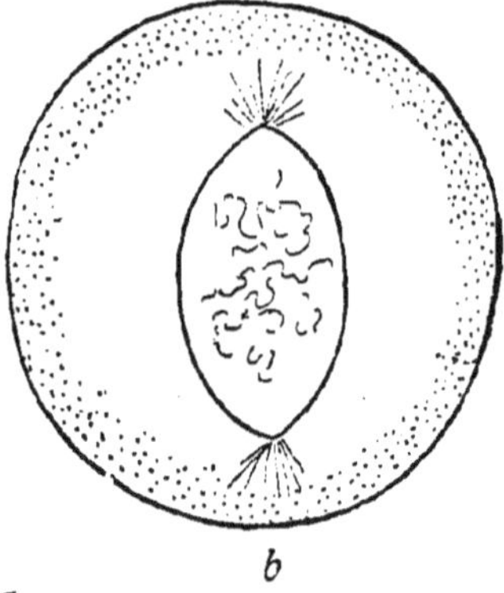

Fig. 5.

tion. Son noyau nous offre le spectacle
d'une série de transformations moléculaires,
que nous pouvons suivre des yeux au microscope. La chromatine, visible par coloration,

se sépare alors du reste de la substance nucléaire et se rassemble en filaments enchevêtrés (fig. 5 *b*) ; peu à peu, ces filaments s'orientent, se disposent autour d'un centre, dans un certain plan ; la figure, d'abord semblable à un peloton, prend l'aspect d'une rosette, d'une étoile à nombreux rayons. C'est l'*astère mère*.

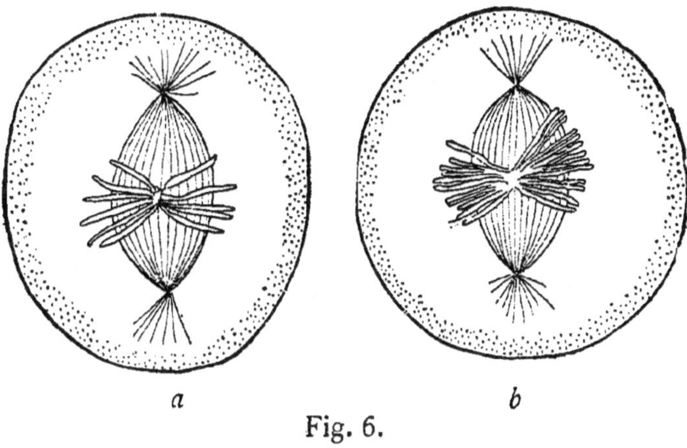

a   *b*

Fig. 6.

(Fig. 6 *a*). A cet instant, chaque filament se dédouble, se fend dans le sens de sa longueur en deux fils de moitié plus minces (fig. 6, *b*) ; ceux-ci s'éloignent l'un de l'autre ; et, repoussés par une force mystérieuse, se rendent aux deux pôles opposés du noyau où ils forment bientôt deux groupes, deux rosettes, les *astères filles* (fig. 7 *a*), qui continuent à s'écarter de plus en plus, si bien que le protoplasme environnant participe bientôt à leur mouvement et que toute la cellule prend une forme allongée. (Fig. 7 *b*). Enfin, étiré en deux sens différents, le protoplasme s'étrangle entre les deux astères, et se divise à son tour ; alors, la séparation des deux cellules est complète.

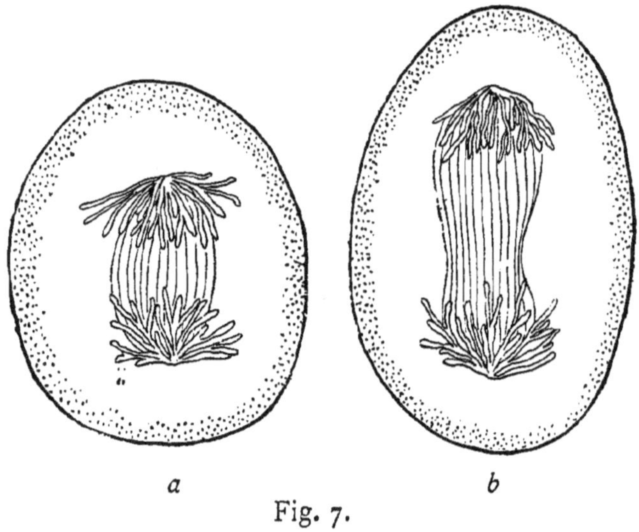

a   *b*

Fig. 7.

Leurs noyaux rentrent dans le repos, les filaments de chromatine s'y dissolvent, et bientôt, la coloration des noyaux filles prend l'aspect uniforme qu'avait le noyau maternel avant la reproduction. (Fig. 8 *a* et *b*).

Telle est la série de phénomènes auxquels on a donné le nom de *karyokinèse*. Nous y suivons des yeux les phases du dédoublement qui s'opère entre les parties constitutives de la cellule, et ils nous revèlent des courants, des forces, une gravitation mystérieuse au sein de cet océan en miniature. Mais, vous le remarquez, au cours de cette multiplication, il n'est question que de mères et de filles ; la

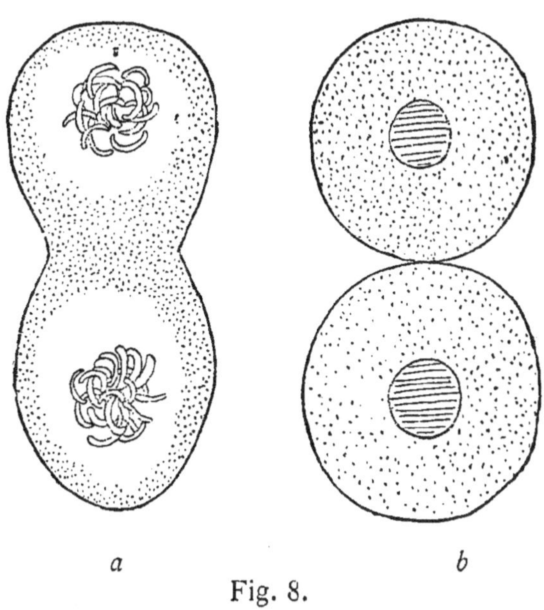

Fig. 8.

fonction paternelle n'existe pas. Toutes les cellules d'une même espèce présentent les mêmes phénomènes et se dédoublent de la même façon ; elles n'offrent pas la moindre trace d'une sexualité. Aussi, trouve-t-on tous es modes de reproduction que je viens de lvous décrire réunis, dans les traités d'histoire naturelle, au chapitre de la génération asexuelle, et en les désignant ainsi, l'on conclut que le sexe n'existe pour eux sous aucune forme.

Cependant, il est un phénomène mystérieux observé chez les Infusoires qui, vous allez le voir, ne permet pas de trancher aussi délibérément la question.

Les Infusoires sont de petits êtres à une seule cellule, munis de cils, qui peuplent les eaux croupissantes, les vases où se fanent vos bouquets. Ils se propagent en se dédoublant, et paraissent tous semblables. Cependant, dans certaines conditions, ils se recherchent les uns les autres, et on les voit s'unir par paires. C'est ce qu'on appelle leur *Conjugaison*. Pour cela, ces petits êtres, animés de mouvements très vifs, s'approchent de leurs congénères, les palpent avec leur cils, les quittent pour en chercher d'autres, jusqu'à ce que deux individus, également prêts à l'union, venant à se rencontrer, ils s'affrontent tête contre tête et pénètrent profondément l'un dans l'autre. (Fig. 9¹ et 9²). Parfois, c'est par le côté qu'ils s'assemblent, et ils se confondent alors par toute la longueur de leur corps ; mais toujours, une fois réunis, il se fait un échange entre leurs substances. On voit le noyau de chacun des conjoints se briser en plusieurs morceaux, et, de part et d'autre, l'une de ces parcelles traverse la région en contact et va se joindre à une parcelle toute semblable provenant du noyau de l'autre individu. Dans l'un comme dans l'autre des conjoints, cet échange devient le point de départ d'un renouvellement de tout l'organisme. Les noyaux se reconsti-

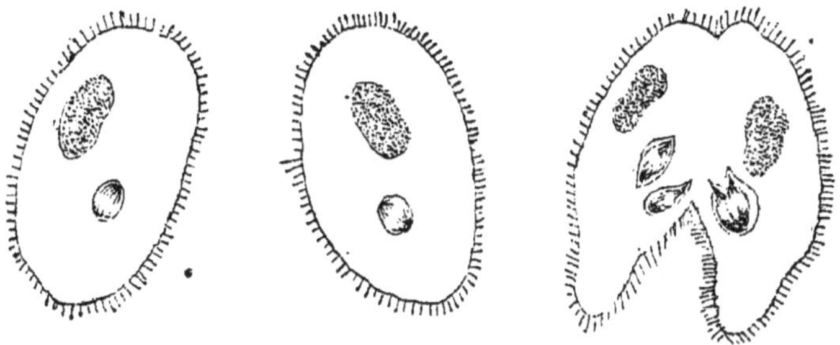

Fig. 9. — Conjugaison des infusoires.

tuent, les cils disparaissent et repoussent; enfin, le moment venu, les deux Infusoires ainsi conjugués se séparent de nouveau, chacun ayant retrouvé son intégrité complète et renouvelé ses énergies.

Lorsque les Infusoires sont bien nourris, ils ne se conjuguent pas, mais bien lorsque les aliments diminuent et qu'ils souffrent du dénûment. Si alors la conjugaison est empêchée, on voit la colonie tomber en décadence, dégénérer, s'atrophier et mourir. Au contraire, la conjugaison s'est-elle produite, la colonie reprend de nouvelles forces et continue à se multiplier.

Cependant, lors même qu'une colonie d'Infusoires commence à tomber en décrépitude, si l'on a pris soin d'isoler les descendants d'un même parent, ils ne se conjuguent pas entre eux. Les individus se cherchent et se palpent, mais ne se décident pas à s'unir, ou si, par exception, ils s'unissent, leur conjugaison ne produit pas ses effets bienfaisants. Les exconjugués consanguins, après s'être désunis, se désagrègent et meurent. Ce n'est qu'à la deux cent cinquantième génération, qu'on a vu se conjuguer normalement les descendants d'un même parent.

Nous voilà en présence d'une forme mystérieuse d'union corporelle, féconde en conséquences pour l'espèce, et régie par des lois bien définies.

Y verrons-nous l'obscur point de départ de la loi de fécondation qui règne dans les espèces supérieures ?

On n'oserait l'affirmer. Ici, la fusion s'opère entre individus identiques qui s'associent par parts égales. — Mais qui nous dira s'il n'est pas entre eux quelque différence d'état, insaisissable à nos moyens d'investigation ? L'Infusoire semble certainement faire un choix parmi ses nombreux congénères, et on ne le voit point s'unir au hasard, machinalement, avec le premier venu. Quoi qu'il en soit, ces recherches sont trop récentes pour fournir des données incontestables, et l'on ne peut jusqu'ici que les suivre avec intérêt, sans en préjuger les conclusions.

En attendant que de nouvelles expériences jettent des lumières plus précises sur ces mystérieux phénomènes, passons à ce qui concerne des êtres moins rudimentaires.

Par quels degrés l'Infusoire, l'algue unicellulaire, se rallient-ils aux organismes complexes des oiseaux, des mammifères ? Et d'abord, comment l'être à une seule cellule devient-il un corps composé ?

Pour cela, les individus filles, au lieu de se séparer, restent unis entre eux, se disposent en rangées, en plaquettes, ou se groupent à la périphérie d'une sphère. Les cellules sécrètent un ciment qui assure leur union ; chacune possède un cil qui fait saillie à l'extérieur, et par les vibrations de ces cils, la colonie tout entière

se meut, en tournant sur elle-même (Fig. 10).
Mais ce mode de conformation ne peut pas

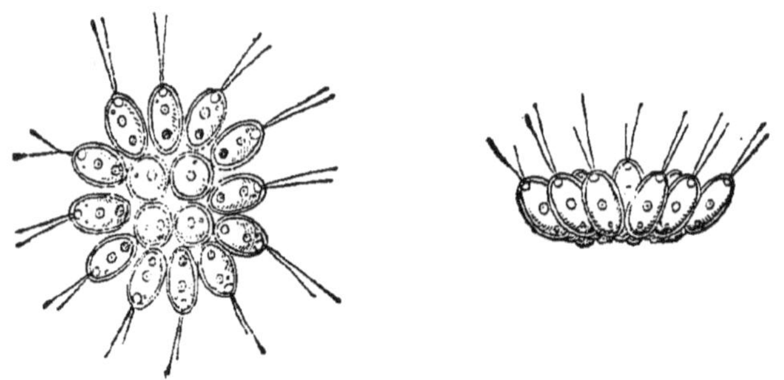

Fig. 10. — Gonium pectorale.

dépasser une certaine grosseur. La sphère,
creuse à l'intérieur (fig. 11), finit par s'enfoncer
sur elle-même en un point, comme un doigt de

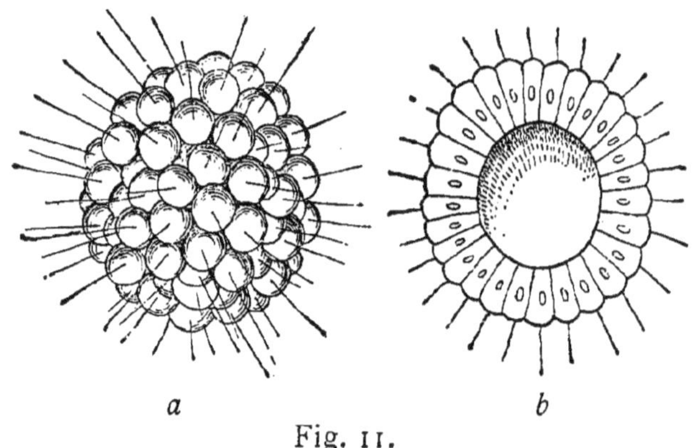

Fig. 11.

gant retourné. (Fig. 12 a). Cet affaissement augmente de profondeur et, bientôt, la sphère se
trouve changée en une coupe à double paroi ;

2

puis, s'allongeant, elle devient un sac qui en contient un autre. (Fig. 12 b). On voit alors s'effectuer une division du travail. Les cellules du sac extérieur continuent à présider à la respiration et aux excrétions; celles de la poche interne se chargent d'absorber les aliments. Voilà le premier vestige d'estomac formé!

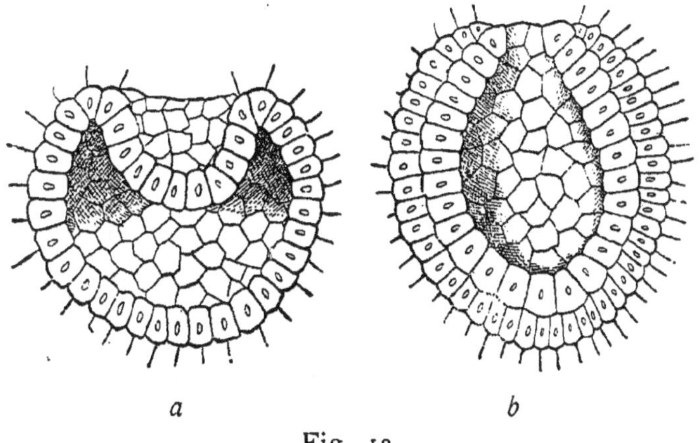

Fig. 12.

C'est ensuite par des procédés tout semblables, par creusement ou par excroissance, que se forment un à un, tous les organes de l'économie. — A mesure que le corps se complique ainsi, la division du travail se poursuit, et peu à peu, chacune des fonctions de la vie se localise dans un groupe de cellules déterminé. Les unes s'adaptent à la fonction contractile et se transforment en muscles, d'autres sécrètent une substance dure et deviennent de l'os ; d'autres s'entourent d'un milieu liquide pour former le sang. Chacune de ces espèces de cellules, en se spécialisant, perd quelque chose des propriétés générales du protoplasme. La motilité, localisée dans les muscles, est perdue pour la substance osseuse. La sensibilité, centralisée dans les nerfs, cesse d'appartenir aux autres tissus ; en un mot, en se perfectionnant pour sa fonction spéciale, chaque tissu est devenu impropre à tout faire. C'est ainsi que chacun de nos organes se trouve formé de matériaux différents de forme, de consistance et de propriétés, tous issus, cependant, de la cellule-type originelle, germe primitif d'où procède chaque nouvel être. Toutes les cellules de ces différents tissus se multiplient par dédoublement et karyokinèse et reproduisent chacune sa propre espèce, fournissant ainsi à l'accroissement et aux réparations que l'usure ou les accidents rendent nécessaires. Mais, au sein de cette complexité de structure, il est une espèce de cellules auxquelles reste inhérent le pouvoir de reproduire un individu tout entier : c'est *l'ovule*. Par une puissance de dédoublement prodigieuse, cette cellule donne naissance, non à d'autres ovules, mais à tous les organes et aux tissus divers qui composent le corps d'un enfant. Néanmoins, tandis qu'il recèle à l'état latent cette propriété extraordinaire, l'ovule ne saurait la manifester qu'après avoir reçu l'élan prolifique par fusion avec une autre cellule, produit d'un individu différent.

Cette fusion nécessaire, qu'on nomme la fécondation, ne sera plus, comme la conjugaison, l'association temporaire de deux cellules identiques, qui se séparent ensuite pour se multiplier chacune indépendamment ; — ce sera l'union définitive, intégrale, de deux cellules d'aspect différent, qui se confondent en une seule et qui, ensemble, deviennent le point de départ d'une nouvelle vie.

Ces deux genres complémentaires sont les éléments primitifs de la sexualité. Tous les organismes supérieurs, végétaux et animaux, en sont pourvus, et on les trouve jusque chez des êtres aussi rudimentaires que l'éponge, — ici, simplement épars dans la substance du corps, là, produits par des organes de la plus haute complexité ; toujours, c'est la présence de l'un ou de l'autre de ces éléments cellulaires qui détermine le sexe d'un être animé.

Chez les plantes phanérogames, l'élément

mâle est contenu dans la fleur. C'est le *pollen*, fine poussière produite par les étamines (fig. 13); l'élément maternel, c'est l'ovule, caché dans une cage nommée l'ovaire, qui débouche au dehors par une sorte de cheminée, le *pistil*. Les grains du pollen déposés au sommet du pistil y gonflent; leur substance s'en échappe

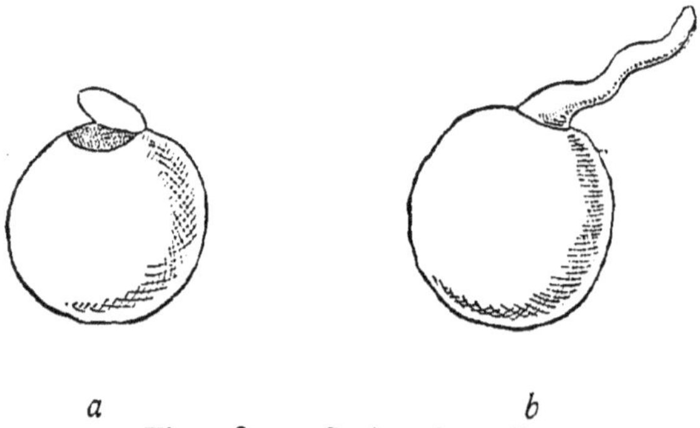

a   b

Fig. 13. — Grains de pollen.

(fig. 13 *b*), et s'insinue le long du pistil jusqu'à l'ovaire et à l'ovule qu'elle pénètre. A dater de ce moment, l'ovule commence à se transformer en graine.

Chez les végétaux dépourvus de fleurs : mousses, fougères, champignons, les germes reproducteurs sont produits par d'autres parties de la plante. La cellule mâle, nommée *anthérozoaire*, est chez eux munie de cils et se meut, dans une goutte de pluie ou de rosée, à la rencontre de l'ovule qui, lui, reste fixé à son point d'origine (Fig. 14).

On nomme *spermatozoaire* la cellule qui, chez les animaux, remplit le rôle fécondant.

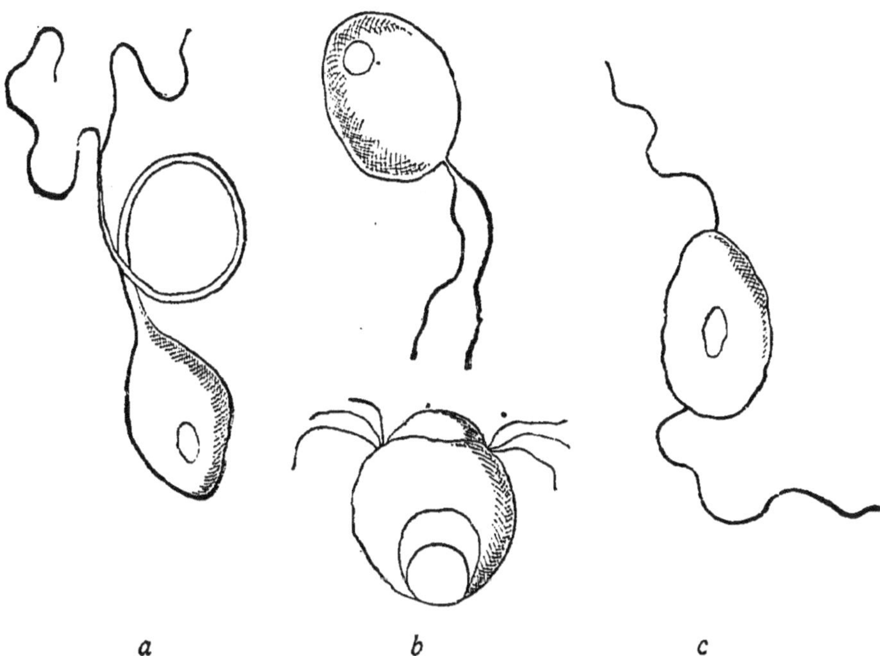

Fig. 14. — Anthérozoaires : *a*, de mousse ; *b*, d'algues ; *c*, de champignon.

Elle revêt des formes caractéristiques dans les espèces différentes, tandis que l'ovule reste partout assez semblable à lui-même. Examinons de plus près ces éléments importants et prenons connaissance de leurs caractères. (Fig. 15).

Infiniment petit, et visible seulement au microscope à de forts grossissements, le spermatozoaire est toujours composé d'une partie arrondie ou tête, et d'un appendice filiforme qui vibre avec une grande rapidité. La tête, c'est le noyau cellulaire ; l'appendice ou queue,

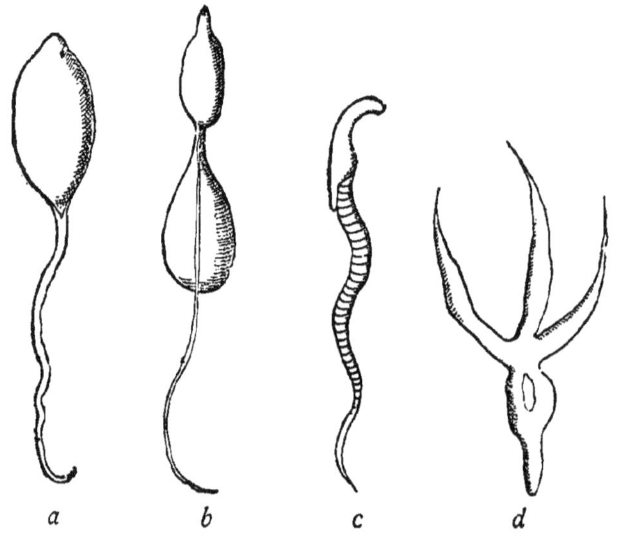

Fig. 15. — Spermatozoaires ; a, humain ; b, de cochon d'Inde ; c, de rat ; d, de homard.

c'est un reste du protoplasme. La cellule mâle est donc une cellule concentrée, un noyau en mouvement. Sa force de propulsion est considérable. Il peut faire beaucoup de chemin dans les milieux qui lui conviennent, et, quand il rencontre l'ovule, il y pénètre la tête la première en traversant son enveloppe.

Le spermatozoaire est assez résistant ; il peut vivre et se mouvoir plusieurs jours après s'être détaché de son point d'origine. Mais il s'altère dans certains milieux. L'alcool est une des substances qui le dénaturent, même à une faible concentration ; dilué, tel qu'il peut se rencontrer dans les tissus des hommes adonnés à l'ivrognerie, il exerce encore son action sur la cellule reproductrice et l'altère jusque dans sa forme.

L'ovule n'est pas, comme vous pourriez le supposer, la plus compliquée, la plus avancée en structure de toutes les cellules. Au contraire, c'est celle qui, au cours du développement, est restée la plus simple, la moins différenciée, et il faut qu'il en soit ainsi, puisqu'elle a dû conserver dans leur plénitude toutes les propriétés protoplasmiques, afin de les transmettre au nouvel être. Aussi, dès les premiers temps de la vie embryonnaire, les cellules reproductrices sont-elles mises à part, comme en réserve, dans leur simplicité primitive, au sein de l'organisme en formation, et demeurent-elles sans changement jusqu'à l'heure de la maturité sexuelle.

C'est ainsi qu'à la naissance d'une petite fille, ses ovaires minuscules contiennent déjà tous les ovules qui s'en échapperont jusqu'à la fin de sa vie, ceux qui, fécondés un jour, deviendront des enfants, et ceux qui seront expulsés, stériles, à chaque menstruation. Il n'en croîtra pas un de plus ; le fonds de réserve est complet, et la provision d'ovules est suffisante, car on en a compté jusqu'à 36.000 dans un ovaire d'enfant nouveau-née.

L'ovule n'est point identique dans toutes les espèces animales. Les substances qui le composent sont tantôt mêlées uniformément, tantôt rassemblées en des groupes différents.

L'œuf de la poule, par exemple, comme celui de tous les oiseaux, contient à son centre le jaune, ou vitellus, amas de substance nutritive qui doit fournir à l'embryon tout son aliment jusqu'à son développement complet. On y voit aussi, à l'une des extrémités, la chambre à air, qui s'agrandit à mesure que le poulet se développe et qui pourvoit à sa respiration. Enfin, la coquille poreuse doit le préserver des accidents du dehors, tout en permettant à l'air de pénétrer jusqu'à lui.

L'œuf humain, celui des mammifères (fig. 16), est un œuf simple ; la substance nutritive, qu'il contient en moindre proportion, y est répandue partout également ; elle ne doit fournir à l'alimentation de l'embryon que pendant les premiers jours, jusqu'à ce qu'il y soit pourvu par des moyens plus complexes, à travers le placenta. L'ovule humain est très petit, presque invisible à l'œil nu, son diamètre mesure 1/5 de millimètre. Il présente un noyau, contenant lui-même un point plus réfringent, la tache germinative ou nucléole, et il est entouré d'une enveloppe gélatineuse finement striée, la zone

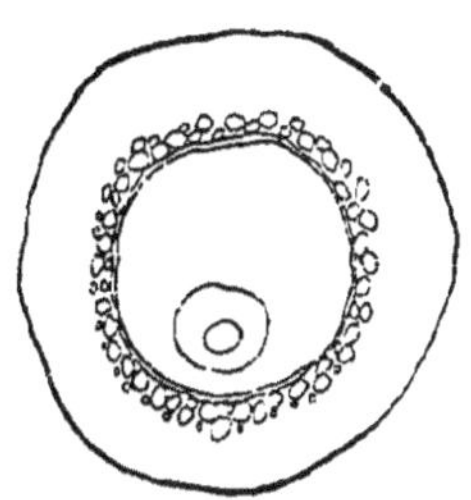

Fig. 16.— Ovule humain

pellucide. Le type de cet œuf est celui de beaucoup d'espèces d'animaux, tant des très inférieurs que des plus complexes dans leur structure. Il ne diffère que peu de celui des végétaux.

Tels sont ces deux éléments distinctifs, caractéristiques des sexes chez tous les êtres. Quelle que soit la différence de leur aspect, leur substance paraît identique, ainsi que leur origine et leur valeur morphologique. Aussi

loin que vont nos moyens d'investigation, nous
ne pouvons discerner entre eux qu'une différence d'état, résidant dans la quantité de matière nutritive dont ils sont pourvus, la cellule
mâle étant appauvrie, réduite à sa plus simple
expression, l'ovule, au contraire, contenant
une abondante réserve nutritive. La motilité,
l'activité de la cellule mâle sont attribuées à
cet état de dénûment, la passivité de l'ovule
à sa richesse. La cellule mâle, suivant cette
théorie, viendrait récupérer ses forces en se
plongeant dans le protoplasme de l'œuf. La
sexualité serait donc caractérisée par une réu-
nion d'énergies différentes, et le sexe ne serait,
en première instance, qu'une manière d'être de
la substance vivante, partout identique à elle-
même, mais ici revêtant des propriétés expan-
sives, et là se concentrant en force conserva-
trice. Ces deux modes opposés et complémentaires de la vitalité produiraient, par leur
association, le rythme salutaire à la vie.

Comme toutes choses dans la nature, ce
n'est que par degrés que la sexualité s'établit.
D'abord, l'on voit apparaître des ovules et des
spermatozoaires, sans que le bourgeonnement
soit aboli, et la reproduction végétative fonctionne côte à côte avec la reproduction

sexuelle. C'est le cas de l'éponge, par exemple ; bien que dans les eaux marines où elle se développe, on voie nager de nombreuses petites larves, produites par ses ovules fécondés, le plus simple procédé de culture est encore de couper une éponge en petits fragments et de les semer au fond de la mer; chacun d'eux reproduit par bourgeonnement une colonie d'individus.

Dans beaucoup d'espèces inférieures, on rencontre les cellules des deux sexes dans le corps d'un même animal ; cet état de choses, que l'on nomme l'*hermaphrodisme*, est fréquent chez les cœlentérés et chez les vers, et l'on en trouve des exemples jusque chez les mollusques (l'huître comestible, par exemple, et certains colimaçons). La plupart des plantes sont hermaphrodites, l'ovaire et les étamines se rencontrant sur la même fleur. Mais il n'en faut pas conclure que l'hermaphrodite soit mâle et femelle *en même temps*. Les produits sexuels des deux types mûrissent en général à des époques différentes, et c'est alternativement, et non simultanément, que l'animal est père et mère; il doit, dans les deux cas, être fécondé par un autre individu; à lui seul, il ne peut se reproduire.

Bien des fleurs, également, portant à la fois du pollen et des ovules, sont disposées de manière à ce qu'ils ne puissent s'y rencontrer. S'il y a autofécondation, elle ne peut être due

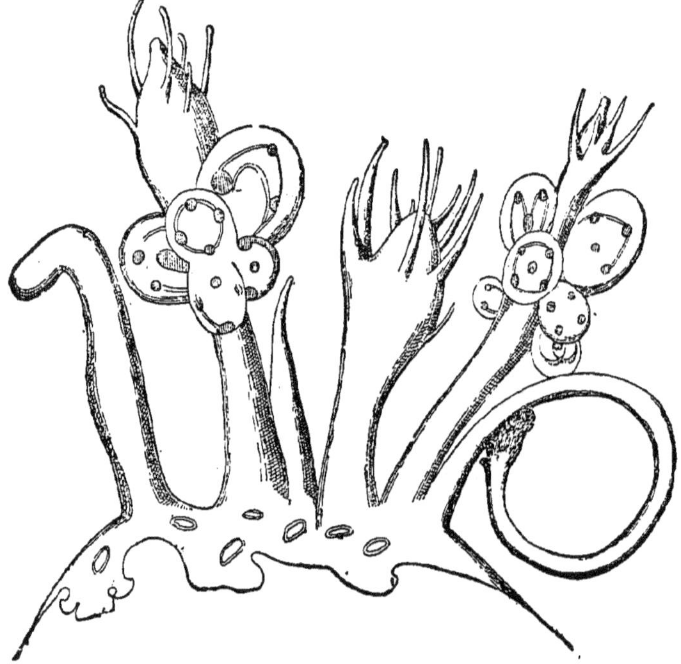

Fig. 17. — Podocoryne carnea.

qu'à l'intervention des insectes ou d'une autre cause extérieure ; la disposition naturelle favorise le croisement entre individus différents.

Un autre degré de sexualité se manifeste dans la *génération alternante* (Fig. 17).

Voici un *polype*, vivant en colonies, fixé au

fond de la mer, croissant et bourgeonnant comme une plante ; ses rameaux ne sont point tous de forme identique ; quelques-uns se terminent en gros boutons arrondis. Un jour, le bouton s'ouvre, et il en sort *une méduse*, jolie

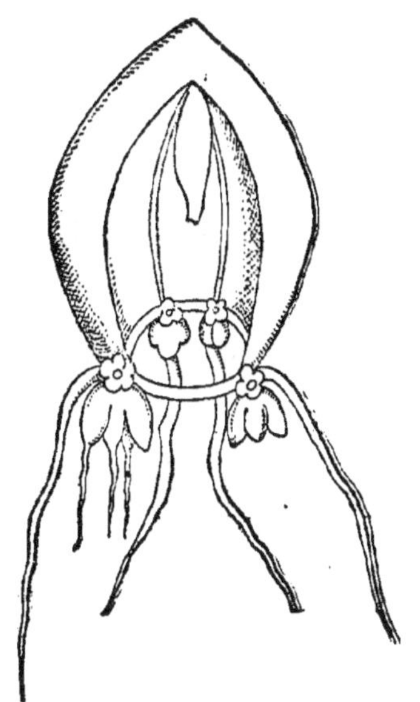

Fig. 18. — Méduse.

cloche transparente, munie d'appendices souvent fraîchement colorés, et qui vogue dans l'eau comme un petit parasol ouvert. (Fig. 18). La méduse, elle, est sexuée ; c'est un individu supérieur (elle a même des oreilles !) ; mais ses œufs, une fois fécondés, donnent naissance à un polype qui, lui aussi, se fixe au fond de l'eau et y bourgeonne, jusqu'à ce que de jeunes méduses sortent à leur tour de ses rameaux. Ce phénomène n'est pas isolé.

La *fougère* porte sous ses feuilles de petites capsules brunes, les *indusies*, que l'on pourrait prendre pour des graines. Elles sont creuses et contiennent des spores qui, semées, produisent, non pas une fougère, mais une petite plaque charnue d'un vert vif, le *prothallus*. Sur sa face inférieure, celui-ci porte de petits mamelons d'où s'échappent à maturité les anthérozoaires. Tout près, sur le même prothallus, d'autres mamelons contiennent les ovules. La rosée et la pluie favorisent le rapprochement de ces éléments microscopiques, et alors seulement prend naissance une plante de fougère semblable à la première.

Il y a donc, là aussi, alternance entre deux formes de génération, dont une seule est sexuelle. La petite-fille est semblable à la grand'mère ; la mère est d'un type inférieur. Les mousses, les hépatiques, les sphaignes, se reproduisent d'une manière analogue, avec un intermédiaire ; la plupart des *champignons* alternent avec un *mycelium*, feutrage de filaments d'où sortent les cellules sexuées.

Pour finir d'énumérer les formes imparfaites de la sexualité, mentionnons encore le cas où l'union des sexes est plus ou moins facultative, où elle n'a lieu qu'à de rares intervalles, une seule fécondation suffisant à procréer un grand nombre d'individus, ou même plusieurs générations successives. C'est là ce qu'on nomme *la parthénogénèse*.

La reine des abeilles ne rencontre le mâle qu'une fois dans sa vie, au haut des airs ; elle produit ensuite des milliers de larves qui, suivant la nourriture qu'elles reçoivent, deviennent ouvrières ou reines. Si la fécondation de la reine n'a pas eu lieu, ou bien lorsque, dans sa vieillesse, l'influence en est épuisée, la reine n'en continue pas moins à devenir mère ; mais elle ne donne alors naissance qu'à des mâles.

La femelle du puceron des rosiers est encore plus indépendante ; elle se reproduit toute seule durant l'été. Comme elle ne met au monde, en cette saison, que des femelles, il n'y a pour elles aucune possibilité de fécondation ; néanmoins, ayant isolé ces insectes pour l'étude, on les a vus se reproduire jusqu'à la quatorzième ou seizième génération. En automne, quand la saison devient moins favorable, la nutrition moins active, il naît aussi des mâles, reconnaissables à leurs ailes ; il y a rapprochement et fécondation pour les générations suivantes. Mais au retour du printemps, les femelles se retrouvent seules au monde et suffisent à tout pendant une longue ère nouvelle, — tout un siècle de pucerons !

La parthénogénèse varie dans ses degrés; chez certains animaux, elle ne se rencontre pas dans les conditions normales, mais comme un phénomène pathologique; ailleurs, elle se limite à certaines époques de la vie, la jeunesse par exemple, et se voit ensuite remplacée par la reproduction sexuelle régulière. La cause de ce développement spontané de certains ovules est l'un des plus obscurs problèmes du sexe, et restera tel jusqu'à ce que l'on ait pu préciser en quoi consiste le pouvoir fécondant, d'ordinaire attribut exclusif du germe mâle et qui, dans ces cas exceptionnels, se trouve inhérent aussi aux cellules maternelles. La nature même de ce pouvoir est encore inconnue, et aucune différentiation chimique ou morphologique ne permet d'en déceler la présence. Tout ce qu'on a pu constater, c'est que les ovules ordinaires, au moment de leur maturité, se dépouillent de deux particules de leur substance qui viennent perler à la surface et sont rejetées au dehors. L'ovule parthénogénétique, au contraire, ne rejette qu'une seule de ces particules. De là l'hypothèse que ce second globule contient, sous une forme encore inaccessible à l'observation, le principe actif fécondant. S'il en était ainsi, tous les ovules le posséderaient à l'origine, mais dans les cas ordinaires, ils le rejetteraient pour faire place à un élément étranger, tandis que dans la parthénogénèse, ils ne s'en dépouilleraient pas et se développeraient à sa faveur.

Quoi qu'il en soit, l'énoncé de cette question suffit pour prouver de quelles obscurités s'enveloppe encore l'étude des origines de la sexualité.

Or, il est essentiel de se rendre compte des ignorances actuelles de la science, soit afin de suivre intelligemment ses découvertes ultérieures, soit pour ne point être les dupes des préjugés et des notions erronées qui ont cours dans le public sur les questions où la science se tait.

Celle de la nature du sexe est aujourd'hui, partout, l'objet des plus vives contestations. Dans la société humaine, les attributs, les droits exclusifs, les privilèges légitimes d'un

sexe ou de l'autre donnent lieu à mille polé-
miques où chacun veut avoir de son côté les
lois de la « Nature ». On élève des revendica-
tions au nom de la Nature, mais c'est en son
nom que l'on proteste contre ces mêmes re-
vendications et qu'on prétend leur assigner
des limites. Or, tandis que le public préjuge à
tort et à travers ces questions, et que chacun
légifère sur le cours normal du développement
d'un sexe, le savant, étranger à ces débats,
cherche à pénétrer le secret de cette différence
fondamentale entre les êtres et n'y parvient
point encore. C'est à peine s'il commence à
s'orienter entre les données du problème et à
préciser la voie de ses investigations. Il étudie
le sexe dans sa nature même et se met à la
recherche de son principe, pour reconnaître
bientôt que celui-ci ne réside point dans la
forme d'un organe ou de ses produits; il le
cherche dans la cause même de ces formes
différentes, jusque dans les profondeurs de la
substance. Un simple coup d'œil jeté sur son
champ de travail suffit à prouver combien obscure encore, combien hypothétique et abstraite
est la notion la plus avancée de la science à
l'égard du sexe, et combien prématurées seraient les conclusions que l'on voudrait en tirer

pour définir, dans le domaine pratique, ce qui appartient à un sexe ou à l'autre.

L'avenir de ces travaux et leurs résultats seront pour nous d'un immense intérêt quand, nous éclairant sur ce secret de notre être, ils nous aideront à en reconnaître les caractères fondamentaux et à pourvoir, en connaissance de cause, à leur plein épanouissement. Mais, quelle que soit la forme définitive que prenne la théorie du sexe, il sera puéril d'y chercher la sanction d'une prépondérance ou d'une subordination d'un sexe vis-à-vis de l'autre. Est-il besoin de le remarquer? Nulle supériorité intrinsèque n'accompagne le sexe mâle dans la nature. Lorsque les produits sexués diffèrent par leur volume, c'est la cellule mâle qui est la plus petite. Plus haut dans l'échelle, voici encore des exemples du rapport de taille entre les sexes qui ne sont point à l'avantage du mâle (fig. 14). Mais cette supériorité, si c'en est une, ne demeure point l'apanage exclusif de la femelle. Nous voyons les oiseaux, les mammifères nous offrir le rapport contraire, le mâle étant alors le plus volumineux.

S'agirait-il de leur importance relative dans l'acte de la reproduction? L'avantage n'est pas au mâle. Nous avons vu dans la parthénogénèse, les générations se succéder sans son aide, ou sa coopération demeurer intermittente. La réciproque ne se rencontre pas dans la nature; jamais le mâle ne devient indépendant de la femelle pour la procréation, et nulle

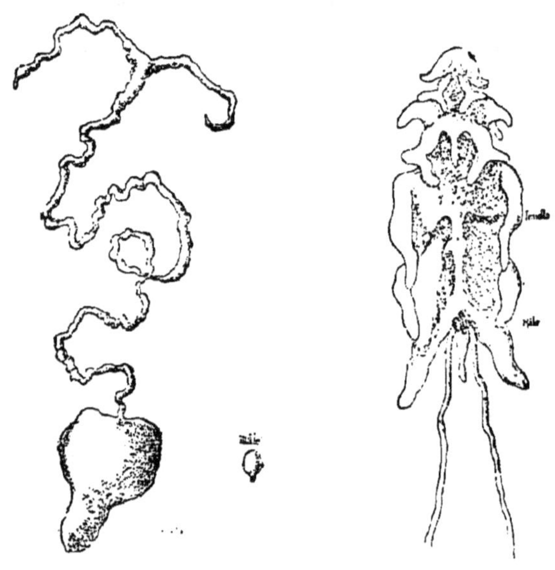

a   *b*   Fig. 20. — Femelle de Chondracanthus, avec son mâle parasite fixé à l'orifice des longs sacs contenant les œufs.

Fig. 19.— Bonellia; *a*, femelle; *b*, mâle (fortement grossi).

part il n'accomplit le miracle de se passer d'elle.

Voudrait-on conclure de ces faits que la femelle n'existe que pour la reproduction, que son importance dans cette fonction dénote que la nature l'y confine, tandis qu'au mâle est dévolu un rôle plus étendu? Le mâle, au contraire, dans beaucoup d'espèces, semble n'être né que pour sa fonction de reproducteur. Ainsi le bourdon meurt dès qu'il a fécondé. Aucune arrogance masculine ne trouverait donc ici sa justification. Mais demanderons-nous à la nature de sanctionner l'arrogance féminine? Elle s'en rira comme de l'autre, car le plus petit élément peut être le plus précieux, s'il est le plus mobile, le plus accessible aux variations progressives.

Laissons donc ces contestations s'épuiser dans le domaine qui leur est propre, sur le terrain social, économique, légal; que des considérations d'intérêt général, d'opportunité ou de droit leur servent d'arguments; mais sachons que la science, dans sa sérénité, ignore ces débats entre les sexes pour une préséance imaginaire. Dans le plan suprême de la nature, les sexes ne sont que conjugués, et n'ont de raison d'être qu'unis. Tout obstacle au plein épanouissement de l'un porte atteinte à l'existence de l'autre, et pour tout ce qui vit, des Infusoires à l'Humanité, la liberté est la condition absolue d'un développement complet.

II

Les organes de la Reproduction

L'appareil reproducteur; sa structure et ses dispositions
diverses à partir des organismes rudimentaires jusqu'aux
types les plus élevés; la circulation et l'innervation;
l'action réflexe; du rôle de l'habitude, de l'inhibition et
de la suggestion.

Nous avons pris connaissance des éléments
cellulaires, agents de la reproduction, dans
les deux sexes. Apprenons maintenant comment l'organisme les produit, et par quels
appareils il pourvoit, dès avant sa naissance,
aux besoins du nouvel être.

Ici encore, il nous suffira de remonter la
série des espèces animales pour passer des
formes les plus complexes aux plus rudimentaires.

Si vous déchirez une éponge, vous n'y trouverez nulle part une agglomération de substance particulière, ni glande, ni vésicule, ni réservoir où puissent s'accumuler certains produits. Partout le même tissu lâche, poreux, interrompu par des lacunes. Nous savons déjà, cependant, que l'éponge produit des cellules sexuées; mais elle n'a pas d'organe spécial pour les élaborer. Ci et là, au sein du réseau de sa substance, on distingue une cellule différente des autres — plus grosse si c'est un ovule — et cette cellule, le moment venu, parviendra jusqu'à la surface et s'en échappera. Mais ce ne sera pas directement au dehors, par la surface externe de l'éponge, ce sera dans le sac interne qu'elle tombera, et c'est aussi plus près de la cloison interne qu'on les trouve éparses dans le tissu. Il y a donc là un commencement de localisation; les cellules se groupent au point le mieux protégé de l'organisme. Un peu plus haut dans la série, nous allons voir s'accentuer ce groupement.

Une espèce de polypes marins, voisine de celle qui produit des méduses, est celle des syphonophores. Ils sont libres dans l'eau et y flottent comme une tige flexible, transparente, contractile, de laquelle se détachent, comme les brindilles d'une frange, des appendices variés de forme et de couleur. (Fig. 21).

La tige est creuse à son intérieur; un liquide

vital y circule ; à son extrémité, une vésicule
pleine d'air, la vessie aérienne, joue le rôle
d'un appareil hydrostatique. Elle sert à maintenir la colonie dans une position verticale.
Parmi les appendices, les uns, en forme d'entonnoir, sont les nourriciers de la colonie : ils

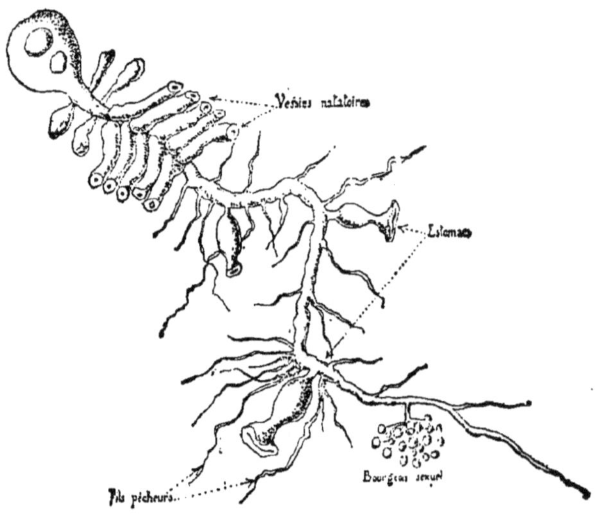

Fig. 21.—Syphonophore.

engloutissent les aliments et en opèrent la
digestion ; ce sont des individus-estomacs.
Autour d'eux, de longs fils pêcheurs en mouvement dans l'eau, s'entortillent autour des
proies et les leur font parvenir. Plus loin, le
long de la tige se voient des boutons arrondis :
c'est là que, contenues dans un sac, se trou-

vent les cellules sexuées, un seul gros ovule, ou bien de nombreux spermatozoaires. Les bourgeons mâles et femelles, de forme différente, se trouvent parfois non loin l'un de l'autre sur la même tige. Parfois l'on distingue encore d'autres appendices, des organes de défense, des dards, ou des vésicules remplies d'un liquide corrosif, qui servent de soldats à la colonie.

Le syphonophore nous présente ainsi, d'une manière très apparente la division du travail organique. C'est par une répartition analogue que se localisent les fonctions à l'intérieur du corps chez les animaux supérieurs, chaque organe se formant au lieu le plus propice et revêtant la forme la plus favorable à son activité.

Désormais, les cellules reproductrices se trouveront toujours réunies en un point spécial et contenues dans une enveloppe protectrice. Le plus souvent, alignées en séries et entourées d'un tissu résistant, elles offriront l'aspect d'un cordon qui, en se prolongeant, s'entortillera sur lui-même; ou encore, l'agglomération sera plus intime et l'organe prendra la forme d'une glande arrondie ou lobée. Dans tous les cas, l'organe qui contient les ovules se nommera *l'ovaire;* celui qui produit les spermatozoaires, *le testicule.*

Lorsque ces organes seront situés peu profondément dans le corps, l'issue des cellules reproductrices se fera par simple rupture du tissu, et, comme nous venons de le voir chez l'éponge, elles parviendront au dehors par la voie de l'estomac, expulsées par la bouche ou l'anus. Quand, au contraire, l'ovaire ou le testicule seront plus profondément enfoncés, il sera nécessaire que des canaux se forment pour conduire leurs produits au dehors. Les conduits vecteurs du testicule se nommeront *canaux déférents,* ceux de l'ovaire, *oviductes.* Au sein des canaux déférents, les spermatozoaires se trouveront baignés dans un liquide spécial qui leur servira de véhicule. Ce liquide se nomme *le sperme.*

Le nombre des testicules et des ovaires est loin d'être toujours le même. Les méduses en auront six, disposés suivant chaque rayon de leur ombrelle ; les étoiles de mer, une paire à chaque rayon. Les vers plats, parmi lesquels vous connaissez le tœnia (ver solitaire), ont dans chaque anneau une répétition complète de leurs organes sexuels et même de ceux des deux sexes, car, comme presque tous les vers, ils sont hermaphrodites. Les deux sortes d'organes, enfouis séparément dans le corps, débouchent à chaque anneau dans une ouverture commune. Chacun de ces membres, nommés proglottis, possédant ainsi tout ce qu'il faut pour se reproduire, on a pu les considérer comme des individus distincts, vivant en colonie et se multipliant par génération alternante. En effet, l'œuf fécondé qui provient d'eux ne donne issue qu'à une petite sphère, munie de ventouses, qu'on appelle la tête du ver, et celle-ci, une fois née, végète et produit par bourgeonnement tous les articles d'une chaîne, qui atteint parfois plusieurs mètres de long.

Jusqu'ici l'ovaire ou le testicule composent tout l'appareil de la reproduction. Plus loin dans la série, il n'en est plus ainsi. Déjà chez certains vers, deux glandes concourent à la formation de l'œuf, l'une lui fournissant la substance plastique, l'autre le vitellus nutritif. L'albumine, ou blanc de l'œuf, est sécrétée quelquefois par une glande spéciale. Chez les oiseaux, c'est la portion supérieure de l'oviducte qui la produit et la dépose couche par couche autour du jaune, tandis que la partie inférieure du même canal sécrète un liquide calcaire qui, devenu solide à l'air, constitue la coquille. En apprêtant une poule pour la cuisson, vous avez pu voir dans son corps toute une série de ses œufs, aux divers degrés de leur élaboration.

Les insectes produisent par des glandes spéciales d'autres liquides pour agglomérer leurs œufs, les fixer en des lieux abrités, à proximité d'une nourriture assurée, ou simplement pour les recouvrir et les protéger contre les intempéries. C'est, suivant les cas, une sorte de colle, une matière cireuse, ou les fils d'une soie apte à former des tissus. Les œufs doivent-ils séjourner dans l'eau, comme ceux de la grenouille, ce sera une substance imperméable, sorte de manteau de caoutchouc, que la mère fabriquera pour les en recouvrir; ou bien encore, comme certains poissons, un sac parcheminé dans lequel les œufs seront suspendus par deux cordons aux joncs ou aux algues marines. C'est ainsi que l'organisme maternel fournit aux petits leur premier vêtement. Mais il subvient encore souvent à leur domicile. S'agit-il de cacher les œufs dans le sol? Les sauterelles auront, à l'extrémité de l'abdomen, un prolongement rigide, assez long, par lequel elles pourront percer la terre

à la profondeur voulue. Est-ce l'écorce des
arbres qui est le lieu d'élection? La cigale
aura, pour y creuser des corridors, de véritables petits outils, un poinçon et deux scies,
avec lesquels elle fera son œuvre de menui-
sier. Certaines mouches pondront, au moyen
de tarières effilées et tranchantes comme le
bistouri du chirurgien, jusque sous la peau
des gros animaux, dont la chaleur, égale et
tempérée, favorise le développement des larves.
Parfois, ces instruments maternels, forets,
bistouris ou lancettes, sont si puissants, que
certains insectes parviennent à percer la pierre
et même les métaux pour y loger leur progéniture. L'abeille, au contraire, construit avec
de la cire molle, imperméable et flexible, les
cellules de sa nombreuse famille, et c'est aussi
par des organes *ad hoc* que son corps fabri-
que ces excellents matériaux de construction.

Ce n'est point encore tout. Après le vêtement et le logement, la mère des insectes est
souvent mise en demeure de leur fournir les
premiers aliments; par la sécrétion de sirops,
de miels, de sucs divers et souvent complexes,
le corps maternel tire de sa substance la nourriture des jeunes larves, devançant ainsi,
comme par un phénomène précurseur, la fonc-

tion maternelle par excellence, l'allaitement, réservé aux seuls mammifères.

Diverses dispositions concourent à la rencontre du sperme et de l'ovule. Dans les espèces inférieures, cette rencontre se fait au dehors, dans l'eau de mer environnante. Parmi les vertébrés, les poissons présentent encore ce mode de fécondation ; la femelle pond au fond de l'eau, et le mâle, la suivant immédiatement, répand sur les œufs sa *laitance,* qui contient les éléments fécondants. Ailleurs, la fécondation est interne. L'ovule reste à sa place ; seuls, les spermatozoaires sont conduits par les courants d'eau dans le corps de la femelle, où la fécondation se fait dans des conditions plus stables, avec plus de sécurité.

Cependant, de cette manière, une multitude de germes se perdent encore ; la semence est livrée à tous les hasards. A mesure que les formes animales se perfectionnent, on voit donc se former des appareils spéciaux pour porter le sperme à la rencontre de l'ovule. Chez l'araignée, c'est un appendice buccal, une des palpes maxillaires qui remplit cet office ; cette palpe contient un sac que l'insecte remplit des produits du testicule ; et vous voyez ici de quelle manière il l'introduit dans le corps de la femelle. (Fig. 22). Une disposition analogue se présente chez les libellules.

Un mollusque, nommé l'argonaute, espèce de poulpe marine, possède un long bras qui sert au même but. (Fig. 23). Cet appendice, très développé, se remplit de petites capsules

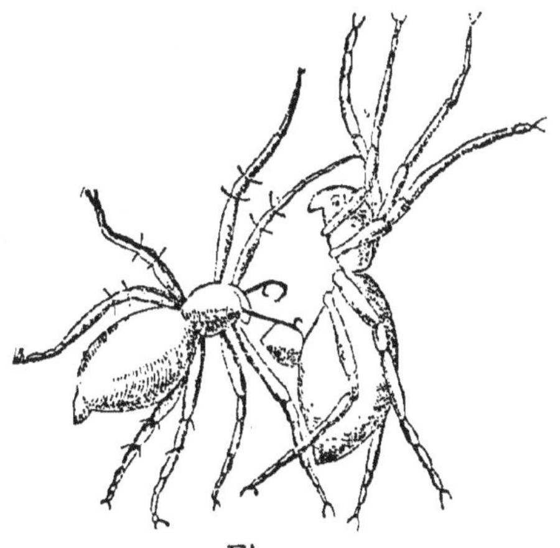

Fig. 22.

où les spermatozoaires sont agglomérés en faisceaux de forme cylindrique, entourés d'une enveloppe. Chacun de ces faisceaux, comme une petite cartouche de fusil, contient une substance spéciale qui en occupe l'extrémité postérieure, et qu'on peut regarder comme la partie explosive. Enroulée sur elle-même, comme un ruban en spirale, elle se gonfle au contact de l'eau et pousse en avant la masse des spermatozoaires placés devant elle. Ce bras tout entier, avec son contenu, se détache du mâle après son introduction dans le corps de la femelle, et comme il y conserve quelque temps sa vitalité, les naturalistes ont commis

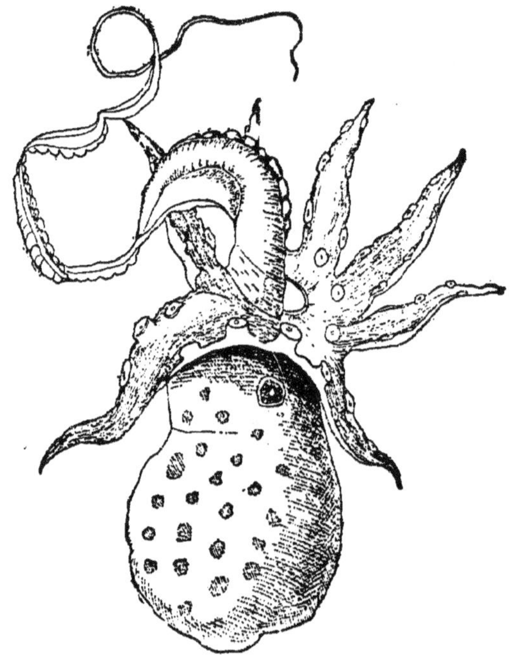

Fig. 23. — Mâle d'argonaute argo. A. Hectocotyle.

la bévue de le prendre pour un ver parasite, et l'ont nommé Hectocotyle.

Enfin, dans la plupart des cas, l'extrémité des canaux déférents est simplement prolongée au dehors, et disposée de manière à pouvoir pénétrer dans le corps de la femelle; ce dernier type est le plus général, et c'est celui de tous les animaux supérieurs.

Quelle que soit la disposition anatomique, c'est, vous le voyez, la coopération de deux êtres qui est l'intention de la nature et la condition maîtresse de la reproduction. L'association de deux individus est un fait plus universel que la distinction caractéristique du sexe et remonte plus haut que cette distinction. Nous avons vu se conjuguer chez les infusoires des individus identiques en apparence. Parmi les hermaphrodites, aucun n'est, à proprement parler, mâle ni femelle ; mais tous sont obligés, par les deux fonctions parentales qu'ils exercent successivement, de s'unir à un second être. C'est donc l'union de deux êtres qui est la condition dominante et la loi primordiale, bien plus que le dimorphisme sexuel.

Cependant, à mesure que l'on constate un plus haut développement, ce dimorphisme s'accentue, et les deux types sexuels s'affirment de plus en plus. Les cas d'hermaphrodisme deviennent plus rares. A l'exception d'un petit nombre de poissons, les mollusques sont les derniers chez qui l'on trouve en activité les deux organes, réunis en une seule et même glande sexuelle, dont le centre contient les œufs, et qui, par sa surface, produit des spermatozoaires.

Les vertébrés n'offrent plus que de rares vestiges de ce cumul des fonctions, certains crapauds par exemple, portant encore un ovaire rudimentaire, mais qui ne fonctionne plus.

La sexualité une fois bien établie, chacun de ces deux types se spécialise de plus en plus et les caractères qui le distinguent se multiplient; ils cessent de se borner aux seuls organes affectés à la reproduction ou à l'alimentation des petits; des caractères secondaires s'y ajoutent, répartis sur le reste de l'organisme. Chez les insectes, mâle et femelle diffèrent quelquefois l'un de l'autre en tous points. Fré·quemment le mâle a des ailes et la femelle en est dépourvue; celle-ci produisant un très grand nombre d'œufs, son corps tout entier s'adapte à la place considérable occupée par les ovaires et devient parfois énorme. Chez le termite, ou fourmi blanche, le ventre est 2.000 fois plus gros que le reste du corps.

Parmi les vertébrés, les oiseaux offrent les différences les plus apparentes entre les sexes : la voix, la couleur du plumage, la

taille et les allures distinguent manifestement le mâle de la femelle. Ailleurs, ce sont
des ornements : crêtes, aigrettes, ou, chez les
mammifères, le bois du cerf, la crinière du lion,
qui distinguent à première vue un sexe de
l'autre. Darwin a cru ces distinctions produites
uniquement par le choix délibéré que feraient
les femelles du plus brillant et du plus beau
des mâles qui les recherchent, choix qui garan-
tirait la reproduction de chaque nouveau trait
de beauté physique et sa transmission à la
race par l'hérédité.

Sans méconnaître l'importance de la sélection sexuelle, on tend aujourd'hui à lui attribuer
un rôle plus restreint; on voit à ces caractères
acquis d'autres causes déterminantes, provenant des conditions extérieures, de l'adaptation aux milieux et de la lutte pour l'existence, causes qui suffiraient à elles seules à
expliquer leur apparition. Mais les travaux con-
temporains en biologie autorisent encore une
autre supposition ; l'on commence à croire que
ces traits caractéristiques de couleur, de pelage
et de plumage peuvent être en rapport avec
les propriétés inhérentes au fluide fécondant
lui-même, qui, lorsqu'il commence à se produire, se répand dans la circulation générale,

et agit sur tout l'organisme où il s'élabore (1).

Les mammifères inaugurent des dispositions nouvelles. Non seulement, comme leur nom l'indique, le sein maternel est chez eux muni de glandes spéciales, les mamelles, qui deviennent la source de nourriture des petits, mais encore, c'est dans le corps de la femelle que les œufs prennent tout leur développement. Ils ne viennent au monde qu'après l'éclosion, et l'organisme de la mère est mis en mesure de fournir à tous leurs besoins, pendant une période plus ou moins longue de vie prénatale. Puisque c'est là le type animal qui nous est échu en héritage, prenons-en une connaissance plus approfondie.

Ce qui distingue tout d'abord l'appareil générateur mâle des mammifères, c'est le changement de position des testicules. Placés à l'origine dans l'abdomen, au même niveau que les ovaires dans l'autre sexe, ils descendent, peu avant la naissance, jusqu'à l'orifice inguinal et le traversent, pour se placer dans deux sacs cutanés destinés à les recevoir. La cause de cette migration nous est inconnue. Les testi-

---

1) Voir sur ce sujet le résumé des travaux de Brooks, Wallace, Semper, etc., dans « l'Evolution du Sexe » par Geddes et Thomson.

cules, au nombre de deux (fig. 24), de la grosseur d'un œuf de pigeon, se composent d'une
multitude de canalicules d'un millimètre d'é-
paisseur, enroulés sur eux-mêmes et disposés
suivant des lobes indépendants ; leur longueur
est considérable : on l'a calculée approximati-

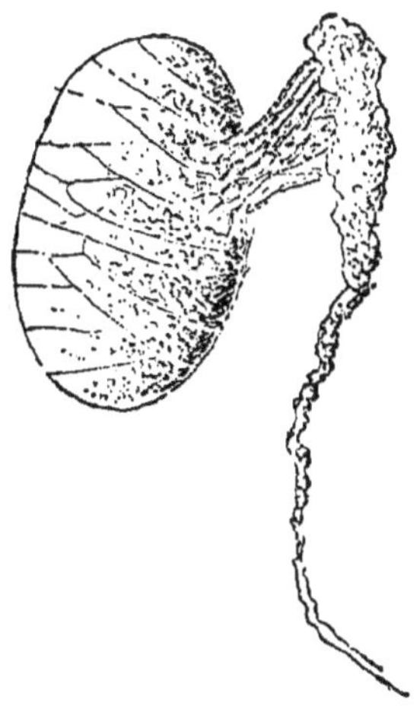

Fig. 24. — Testicule humain.

vement de 800 à 1.000 mètres. C'est du revêtement interne de ces canaux que s'échappent
les spermatozoaires, sortis en faisceaux, d'a-
bord agglomérés, des cellules mères qui s'ouvrent à maturité pour les expulser. Le liquide
auquel ils sont mêlés les conduit, par une progression lente, dans une trentaine de canaux
plus épais où débouchent en convergeant les

canalicules séminifères. Après s'être enroulés à leur tour sur eux-mêmes en s'enchevêtrant, ces canaux finissent par se confondre en un seul, qui est le canal déférent, voie d'émission unique pour chaque testicule. Les canaux dé-

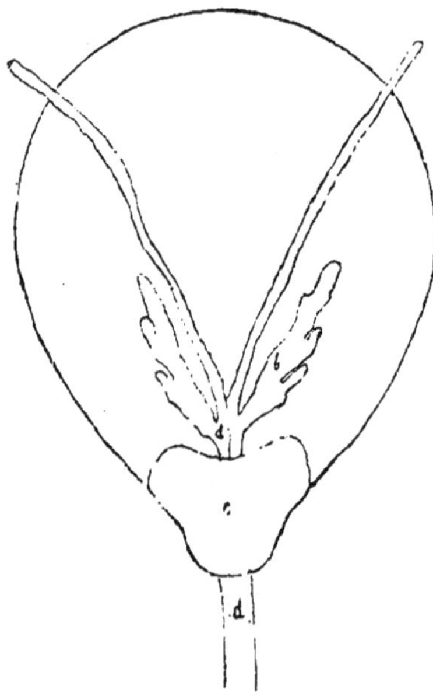

Fig. 24. — Face postérieure de la vessie urinaire chez l'homme; *d*, point de rencontre des canaux déférents; *b*, vésicules séminales; *c*. prostate; *d*, urètre.

férents remontent de chaque côté de l'abdomen vers l'orifice inguinal et le traversent, rentrant ainsi dans l'abdomen; puis ils se rapprochent l'un de l'autre pour se rencontrer à la face postérieure de la vessie (fig. 24, *d*). Là, deux petits sacs allongés leur sont adjoints, les *vésicules séminales*, réservoirs où le sperme peut s'accumuler en attendant l'évacuation (fig. 24, *b*).

Au moment de se réunir en un seul, les canaux déférents pénètrent dans une glande de la grosseur et de la forme d'une châtaigne, qui enveloppe comme un anneau leur point de rencontre, ainsi que l'extrémité inférieure de la vessie (fig. 24, *c*). Cet organe est la *prostate*. Elle sécrète un liquide qui, de même que le mucus produit par les vésicules séminales, se mêle au fluide spermatique, mais dont les propriétés sont encore mal connues.

La prostate s'hypertrophie souvent avec l'âge, et cause aux vieillards des rétentions d'urine pénibles dont le sexe féminin est exempt.

A partir de ce point, le canal éjaculateur du sperme se confond avec l'urètre (fig. 24, *d*) jusqu'à son extrémité. Dans ce dernier trajet, il est entouré d'un tissu spongieux où, pendant l'activité sexuelle. l'afflux du sang produit un changement de consistance qui disparaît aussitôt la fonction terminée.

Un repli cutané, nommé *prépuce*, recouvre l'extrémité de l'organe. La circoncision consiste à en faire l'ablation. On reconnaît géné-

ralement un but sanitaire à cette coutume, et
l'on s'étonne de voir là, comme ailleurs dans
la loi mosaïque, un souci de la propreté et de
la désinfection digne des notions les plus
avancées de l'hygiène moderne; mais les com-
mentateurs israélites ont vu à la circoncision
une portée morale, aussi bien que sanitaire.
D'après Maimonides, il se fût agi d'atténuer
l'extrême sensibilité tactile de cet organe, afin
de le rendre moins accessible aux sollicitations
voluptueuses et de faciliter ainsi aux hommes
la chasteté. Philon d'Alexandrie met ce motif
au nombre des causes déterminantes de l'institution de cette loi :

« L'atténuation des passions génésiques due
à la circoncision a été, dit-il, au nombre des
causes qui ont permis au peuple Juif de réaliser dans l'histoire l'idée d'un peuple chaste
et de mœurs pures; et c'est ainsi qu'il faut
comprendre le sens profond des paroles qui
érigent la circoncision en symbole d'alliance,
entre le Créateur et le peuple d'Israël (1). »

Un fait semblerait appuyer cette manière de
voir : c'est que parmi les Juifs élevés dans les

(1) *Philon*, de circumcisione, cités par D' Alfred Nossig,
dans « Sozialhygiene der Juden und des altorientalischen
Vœlkerkreises. » — 1894.

traditions de leur peuple, il est rare, encore aujourd'hui, que les jeunes hommes n'arrivent pas vierges au mariage, l'opinion publique condamnant leurs dérèglements aussi sévèrement que ceux de leurs sœurs.

Il serait intéressant de rechercher dans l'histoire des mœurs l'effet de la circoncision à ce point de vue (1). Quoi qu'il en soit, l'importance singulière donnée à cette loi dans l'Ancien Testament est certainement digne de remarque.

Passons maintenant à l'examen des organes de la maternité chez la femme. (Fig. 25). Ses *ovaires* (a) situés dans la partie inférieure de l'abdomen, sont de la grosseur et de la forme d'une amande. Le péritoine, membrane qui recouvre tous les organes abdominaux, passe aussi sur eux et les retient dans ses plis, leur formant ainsi des ligaments qui fixent leur position et les rattachent aux autres parties de l'appareil reproducteur. L'ovaire est formé d'un tissu ferme et serré, où pénètrent de nom-

(1) Loin de conclure dans le même sens que Maimonides, le savant mémoire d'Elie Reclus sur ce sujet est néanmoins intéressant à consulter : il a paru dans le tome III de la Revue internationale des sciences de Lannessan, sous le titre : «La Circoncision, sa signification, ses origines, etc. »

breux vaisseaux sanguins. Dans sa couche extérieure se trouvent logés, dès la naissance, les ovules en nombre considérable, chacun contenu dans une vésicule nommée *follicule de Graaf*. Le moment de la maturité venu, ce follicule grossit jusqu'au volume d'une cerise et vient saillir à la surface de l'ovaire, d'où l'œuf s'échappera par rupture. Contrairement

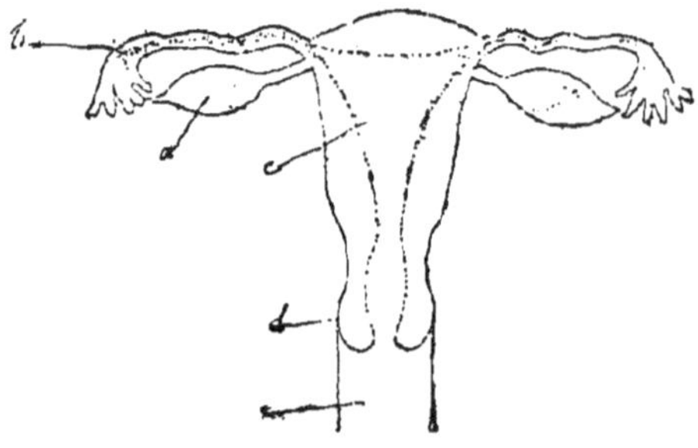

Fig. 25. — Organes internes de la génération chez la femme ; *a*, ovaire ; *b*, oviducte ou trompe d Fallope ; *c*, cavité de l'utérus ; *d*, col de l'utérus ; *e*, vagin.

à ce qui se passe dans le testicule, le canal de l'ovaire n'est pas fixé à l'organe producteur des germes, et n'en constitue pas un simple prolongement. L'oviducte, ou *trompe de Fallope* (b), n'aboutit à l'ovaire qu'imparfaitement et flotte, à quelque distance de lui, dans la cavité abdominale ; son extrémité, cependant, du côté de l'ovaire, s'élargit en entonnoir et se découpe comme une frange membraneuse en forme de main ; ceci, joint à certains vestiges d'un appareil musculaire adjacent, donne à supposer qu'au moment de la rupture du follicule, l'oviducte vient par un mouvement spontané s'appliquer à la surface de l'ovaire et recevoir à son issue l'œuf expulsé. Cependant ce phénomène peut présenter des irrégularités ; il arrive que l'œuf s'égare et tombe dans la cavité abdominale ; on a même vu des œufs fécondés s'y développer plusieurs mois ; ce sont les grossesses dites extra-utérines, heureusement fort rares et qui nécessitent une intervention chirurgicale.

Dans les cas ordinaires, l'ovule trouve son chemin normal dans l'intérieur des trompes, qui sont doublées d'une muqueuse veloutée, dont les vibrations ondulatoires le conduisent jusqu'au point où l'oviducte débouche dans la cavité de l'*utérus* (c).

Cet organe, semblable par la forme à une poire de moyenne grosseur, est situé au centre du petit bassin. Creux à l'intérieur, ses parois très épaisses sont composées de fibres musculaires entrecroisées, pourvues d'une riche circulation. Elles sont constituées de manière à pouvoir, pendant la gestation, augmenter énor-

mément de volume sans perdre de leur épaisseur, et à revenir ensuite en peu de temps à
leurs dimensions premières, phénomène de
croissance et de résorption unique dans notre
organisme. La surface interne de l'utérus est
revêtue d'un tissu poreux où les capillaires
sanguins sont abondants et superficiels, de
telle sorte que leur congestion détermine facilement un suintement à travers la structure
molle et lâche de la muqueuse. L'extrémité
inférieure de l'utérus, que l'on nomme son
col (d), occupe le fond d'un sac cutané assez
large qui aboutit au dehors, *le vagin* (e). L'entrée du vagin, non loin de laquelle vient dé-
boucher l'urètre, est munie de deux glandes à
sécrétion muqueuse et d'un organe érectile, le
clitoris, dont l'irritation, suscitant l'action
des centres nerveux, met en activité l'appareil
reproducteur dans son ensemble.

Tels sont, dans leurs traits principaux, les
organes de la génération chez les deux sexes.
Mais pour en donner une idée juste, même
élémentaire, il ne suffit pas de les énumérer
et de les décrire ; il faut indiquer la manière
dont ils sont animés. Deux grandes voies de
communication les rattachent à l'ensemble de
notre organisme : la *circulation* et l'*innerva-*

tion. Pour que la vie s'y maintienne en équilibre, il faut qu'un sang normal y afflue
librement par les artères, qu'il les traverse et
retourne sans obstacle au cœur par les veines,
aussitôt qu'il a déposé dans les tissus les substances nutritives dont il est chargé. Toute
pression indue, dans l'abdomen ou en un
point quelconque du réseau circulatoire, peut
gêner ce libre courant et déterminer des congestions, des troubles dans les organes, de
même qu'un sang pauvre ou vicié peut les
laisser en souffrance et faillir aux besoins de
leur fonctionnement. Mais la circulation elle-
même est subordonnée à l'innervation. Les
vaisseaux sanguins sont gouvernés par de fins
réseaux de nerfs, qui les dilatent ou les res-
serrent suivant les cas, et assurent ainsi le
réglage de l'irrigation des tissus.

Dans les organes qui nous occupent, cette
action des nerfs sur les vaisseaux prend une
importance spéciale, puisque ces organes,
nous venons de le voir, contiennent des parties spongieuses, érectiles, disposées en vue
d'une accumulation du sang, nécessaire à certains moments. Mais le système nerveux est
le maître du mécanisme par lequel se produit
cette congestion physiologique; c'est lui qui

en donne le signal et en garde le contrôle. C'est donc le système nerveux qui est l'agent par excellence de la vivification, l'intendant général de l'économie corporelle.

Or, il est en même temps l'intermédiaire de notre volonté, l'exécuteur de nos décisions, l'agent de nos énergies morales. C'est donc dans les conditions de l'innervation que nous trouverons la clef de bien des énigmes de conduite, particulièrement de celles qui concernent le gouvernement de nos passions. Je ne saurais me dispenser de m'arrêter quelque peu sur ce sujet.

Tout le monde, aujourd'hui, croit en savoir très long sur les nerfs, tant, hélas! il est peu de familles qui n'aient souffert de leurs anomalies, de leur tyrannie. D'autre part, les phenomènes extraordinaires de l'hypnotisme, du somnambulisme, alimentant notre amour du merveilleux, maintiennent en haleine la curiosité générale ; les lois, obscures encore, des sciences psychiques sont livrées aux commentaires de tous depuis que la médecine en essaie l'application. Néanmoins, et malgré les grands progrès qu'ont fait faire à ces sciences des investigateurs sérieux et compétents, les notions pratiques, utiles à tous, élémentaires, de la vie nerveuse sont encore trop peu connues, et leur application conséquente est aussi rare en pédagogie que dans l'hygiène des bien portants et des malades.

Le monde se partage encore en deux classes d'ignorants : ceux qui croient les nerfs indomptables et ceux qui les violentent. A toute anomalie de conduite, d'humeur ou d'habitude, les premiers allèguent complaisamment : « C'est nerveux ! » croyant cette excuse sans réplique. Les autres, en présence d'une manifestation, pour eux énigmatique, de sensibilité ou de souffrance, lèvent les épaules en s'écriant : « Ce n'est que nerveux ! » voulant dire par là : « C'est absurde ! imaginaire ! » Faut-il ajouter qu'en s'exprimant ainsi, les premiers parlent le plus souvent d'eux-mêmes et les seconds d'autrui ? Mais les rôles seraient renversés que l'erreur n'en serait pas moins grande.

« Il ne s'agit que de vouloir ! » Avec quelle incompétence et quelle légèreté n'entend-on pas souvent répéter ce lieu commun qui, dans bien des cas, est d'une cruauté gratuite ; tandis qu'ailleurs, où cette assertion serait vraie et utile, on reste muet.

Ce qu'il faut à ces deux ignorances contradictoires, c'est apprendre *quand* et *comment* l'on peut vouloir; c'est s'initier au mécanisme élémentaire par lequel nous avons prise sur l'action nerveuse; c'est connaître les lois les plus simples de ce gouvernement. Ce qui mériterait l'attention des petits et des grands, ce n'est pas tant le spectacle des phénomènes étranges, des prodiges accomplis par des êtres exceptionnels, ce ne sont pas les exhibitions d'états extraordinaires et d'anomalies, c'est l'acquisition des méthodes à la portée de chacun, par lesquelles une volonté de force moyenne peut, dans la santé, devenir maîtresse de son système nerveux et par lui de tout son corps.

Le réseau compliqué de l'innervation qui pénètre toutes les parties de notre organisme sert à transmettre deux espèces de signaux : ceux qui se dirigent de tous les points vers le centre, et ceux qui vont du centre à tous les points du corps. Les premiers sont des avertissements, des informations; les seconds, des ordres. Par les premiers, les centres apprennent ce qui se passe dans l'économie; par les seconds, ils parent à ses dangers, ou subviennent à ses besoins. La rapidité de ces transmissions nerveuses est grande, mais non pas incalculable : elle est en moyenne chez l'homme de 33 mètres par seconde.

Notre main vient-elle au contact d'un réchaud brûlant : en un clin d'œil, elle se retire. Ce clin d'œil représente le temps nécessaire au double message : le signal : « Je brûle ! » et l'ordre : « Recule ! » Parfois, l'ordre est moins simple et s'adresse à la fois à plusieurs points, comme lorsqu'une main vient au secours de l'autre, ou que le corps tout entier se déplace, ou encore, lorsque s'exécutent des phénomènes compliqués, composés d'actions coordonnées, comme le vomissement, le hoquet, la toux, qui suivent des irritations indues en certains points des voies digestives ou respiratoires. Ces exemples sont des cas de ce qu'on nomme l'*action réflexe;* notre organisme en manifeste encore beaucoup d'autres : le mécanisme de la respiration, les battements et les contractions du cœur, les mouvements de l'intestin dans la digestion, etc. De tous ces actes, les uns sont plus ou moins volontaires, les autres involontaires.

Les fonctions dites de la vie végétative s'accomplissent à notre insu; cependant, les actions réflexes qui les gouvernent ne sont pas affranchies de tout rapport avec notre être psychique ; la preuve, c'est qu'elles subissent les réactions de ses divers états. L'émotion, la surprise, la crainte, interviennent dans les mouvements du cœur, les accélèrent ou les arrêtent ; un saisissement nous coupe la respiration. Bien plus, une idée seule peut suffire à déterminer l'action des organes : l'idée d'une catastrophe nous fait frissonner, tressaillir ; l'idée d'un mets savoureux « fait venir l'eau à la bouche ». La pensée et l'imagination remplacent dans ce cas l'irritation locale et s'y substituent, devenant cause de l'action réflexe.

La volonté peut s'exercer directement sur les réactions nerveuses et contrarier leur impulsion. La main qui brûle peut résister à l'ordre de recul, ou au moins en modérer le mouvement et endurer la douleur. La puissance de cette énergie directe diffère d'un individu à l'autre. « Faire tout son possible » n'équivaut pas pour tous à faire la même chose.

Le physiologiste E.-F. Weber, de Leipzig, pouvait à volonté retarder les battements de son cœur et les arrêter, jusqu'à se mettre en danger de syncope. La dilatation et la contraction de l'iris sont pour nous des actions involontaires; le célèbre physicien italien Fontana pouvait les produire à volonté (1).

Chacun de nous peut suspendre sa respiration, mais pour un temps plus ou moins long. Nous nous sommes tous essayés, avec plus ou moins de succès, à retenir nos larmes et à étouffer un cri. Cette puissance directe de la volonté peut être exercée et s'accroître; mais pour chacun et pour chaque état de santé, d'âge et d'inspiration psychique, elle a ses limites différentes, et très difficiles à préciser lorsqu'il s'agit d'autrui. Ce n'est jamais que notre propre conscience qui peut prononcer infailliblement si nous avons fait, dans un cas donné, tout l'effort dont nous étions capables.

Cette action directe n'est heureusement pas la seule dont dispose notre volonté pour influencer notre corps. Il en est deux autres, plus infaillibles, qui sont les véritables agents de toute éducation. L'une réside dans la propriété que possède la substance nerveuse de garder presque indéfiniment les traces de tout ce qui se passe en elle. Dans le domaine de la pensée, cette ténacité se manifeste par la mémoire, dans toutes les fonctions de l'économie, par *l'habitude*.

(1) Cités dans Evans : *The divine law of cure.*

Telle est à la fois la délicatesse du tissu nerveux et l'indélébilité des modifications qu'il subit, que la moindre de nos actions s'y enregistre, et, pour peu qu'elle se répète, s'y grave si bien que, par l'exercice, tout acte volontaire, difficile au début, tend à devenir plus aisé, plus facile, et enfin spontané, involontaire. Les milliers de mouvements qu'accomplissent les doigts d'un pianiste et dont chacun requiert d'abord un ordre spécial du cerveau, deviennent avec l'exercice un si parfait automatisme, que le musicien peut exécuter des passages entiers de mémoire, en pensant à autre chose; mais vient-il à frapper une fausse note, à faire une faute de doigté, la puissance de l'habitude se tourne aussitôt contre lui ; à moins d'un effort d'attention, la faute commise se répète à chaque exécution du passage, et devient chaque fois plus difficile à éviter. C'est ainsi que, dans tous les domaines, l'habitude entre indifféremment avec toutes ses puissances au service de l'ordre ou à celui de l'erreur et fait de nous, à notre choix, des vicieux ou des virtuoses. Ici, Némésis implacable, là, généreuse associée, elle est également efficace chez tous, petits et grands, faibles et forts, bien portants et malades. Il dépend de l'éducation de la donner comme une amie au jeune enfant; mais le moment vient pour chacun, où il doit décider pour lui-même à quelles fins il veut faire servir cette formidable alliée.

Acquérir de bonnes habitudes n'est point difficile; ce qui l'est, c'est de corriger les mauvaises, et c'est là, malheureusement, à quoi nous sommes presque tous obligés. Tout acte corporel dont nous avons le devoir de rester maîtres peut être devenu notre tyran si nous l'avons laissé prendre la force d'une habitude, et il faut un déploiement, souvent des prodiges d'énergie pour en ressaisir le contrôle.

Là encore, la nature ne nous laisse pas sans auxiliaire. L'action nerveuse comprend un ordre de phénomènes qui nous suggère la méthode efficace pour triompher de ces désordres invétérés. Je veux parler de *l'inhibition*.

C'est un cas d'occurrence familière que l'interruption des actes réflexes par un vif détournement de l'attention; le hoquet le plus incoercible passera soudain par l'effet d'un bruit, d'un contact inattendu. Le chatouillement des fosses nasales provoque un éternuement irrésistible; cependant, il vous est arrivé comme à moi d'oublier d'éternuer dans le saisissement d'une surprise. Ces exemples, dans leur banalité, ont une cause profonde : l'unité du système nerveux et l'interdépendance de ses parties.

Une impression suffisamment vive se fait-elle sentir en un point, elle atténue, ou même paralyse l'activité nerveuse sur un autre et arrête le cours de l'action réflexe. Ce pouvoir, dit *inhibitoire*, est surtout prédominant dans la région de l'encéphale qui est le siège de l'action mentale. L'activité de la pensée tempère les réactions involontaires en leur faisant diversion. Mais si, au contraire, les puissances psychiques, l'attention, l'imagination, se concentrent sur l'irritation locale, cause première du réflexe, elles en redoublent l'intensité. Vous l'avez observé pour l'irritation cutanée, le chatouillement. Une démangeaison, insuffisante pour provoquer dans le sommeil des frictions involontaires, devient irrésistible au réveil dès que l'attention s'y porte. Il en est de même de la plupart des irritations nerveuses et aussi des habitudes invétérées. La nature nous enseigne ainsi le traitement le plus efficace contre ces désordres : il réside dans une vive diversion de l'attention par une occupation captivante.

L'énergie qui aura recours à ce moyen indirect, et l'appliquera fidèlement, sera mieux récompensée que celle qui voudra s'acharner à une résistance directe en concentrant son effort sur la tendance morbide. «Vouloir», dans ces cas, consistera à saisir vivement la distraction ; or, cette manière de vouloir, on peut la demander même d'un caractère faible, d'une énergie débile, dès que le désir de se corriger y est né.

Tels sont ces deux mécanismes élémentaires de l'action nerveuse, l'un positif : l'habitude, l'autre négatif : l'inhibition, qu'il ne tient qu'à nous de faire coopérer à notre ennoblissement. Leur action est bien simple, et tout ce que je viens d'en dire peut être taxé de lieu commun. Néanmoins, j'ose affirmer qu'il n'est pas une éducation manquée, de soi-même ou d'autrui, qui n'ait pour cause d'avoir négligé l'application de ces forces latentes, et que très peu de personnes savent encore en tirer tout le parti qu'elles comportent.

Pour les mettre en œuvre efficacement, il faut, dis-je, que déjà soit né le désir du Bien. Faire naître ce désir, suggérer l'ambition de prendre de nobles habitudes, de se corriger des mauvaises, voilà, semble-t-il, qui n'est plus du ressort de la physiologie ! Sans nul doute, cette œuvre appartient aux agents moraux de l'éducation. La science y est incompétente. Mais, sans prétendre s'élever jusqu'au principe de l'action morale, la physiologie expérimentale en éclaire les méthodes ; elle en a même découvert quelques-unes par l'étude de la *suggestion*.

Je ne veux parler ici ni de l'hypnotisme ni du mesmérisme, ni d'aucune des méthodes artificielles par lesquelles on se rend maître de la puissance de la suggestion dans un but déterminé ; mais du fonctionnement naturel, spontané de cette puissance, telle qu'elle se manifeste dans l'équilibre de nos facultés et dans la pleine intégrité de notre volonté individuelle.

L'hypnotisme, pas plus que le mesmérisme ou le magnétisme, n'a inventé la suggestion. C'est une puissance vieille comme le monde, qui de tous temps a opéré, à l'insu de tous, ses miracles dans l'éducation et dans les guérisons, comme dans toutes les relations humaines. Ce qui est nouveau, ou, du moins, ce qui nous a été révélé récemment, c'est l'étendue de son pouvoir, et surtout sa maîtrise extraordinaire sur notre corps.

Vous le savez, on a constaté en nous la présence d'une région mentale obscure, dont l'activité peut échapper en partie ou complètement à notre attention, bien que douée d'une efficacité et d'une ténacité prodigieuses.

Le sommeil, assoupissant l'activité volontaire du cerveau, laisse, dans certaines conditions, subsister cette activité mi-consciente et permet d'y avoir accès directement. Le contrôle de la pensée volontaire qui, à l'état normal, garde l'entrée de ce domaine, est-il supprimé, le médecin ou l'expérimentateur peut, par la simple parole, y faire parvenir des ordres, des idées et des jugements. Etonnante est la puissance qui s'est alors révélée ! Une obéissance implicite et minutieuse, une mémoire invariable jusque dans les moindres détails, une ponctualité à heure et minute fixes, après des laps de temps de plusieurs années, ont accompagné l'exécution des ordres reçus. En outre, cette mentalité inconsciente témoigne sur les forces physiques d'une autorité supérieure à celle dont dispose la pensée volontaire. Des efforts musculaires, dont le sujet de ces expériences était incapable par lui-même, s'accomplissent sans difficulté par suggestion ; des états de souffrance ou de faiblesse disparaissent comme par enchantement ; on produit à volonté l'insensibilité complète à la douleur. Au contraire, par la même méthode, c'est-à-dire par un simple mot prononcé, on peut frapper d'impuissance un membre sain, provoquer pour une durée de temps voulu la cécité, la surdité, ou toute autre infirmité corporelle, jusqu'à des changements anatomiques, comme des éruptions cutanées ou les signes extérieurs d'une brûlure.

L'état de sommeil n'est point la cause déterminante de ces phénomènes, et ils ne sont point inséparables de lui. L'hypnose ne fait que mettre en lumière la région d'où ils proviennent. A l'état normal, en santé, et bien éveillés que nous sommes, cette cérébration inconsciente fait partie de la vie mentale de chacun de nous, elle est peuplée de toutes nos idées et notions acquises, de toutes les habitudes de notre pensée. Toute manière de voir invétérée, qu'elle provienne d'autrui ou de nous-même, s'introduit peu à peu dans ce domaine et acquiert quelque chose de la puissance d'une suggestion.

Dès l'enfance, tout ce qui a franchi le seuil de notre confiance, de notre foi intime, tout ce qui a su gagner sur notre être un ascendant est venu s'y enregistrer et y a laissé des traces dont nous ignorons la profondeur.

Nous sommes donc tous sous la puissance de la suggestion; et que personne ne se récrie, car ce peuvent être des choses sublimes : l'héroïsme, la foi au bien, les espérances courageuses, l'invincible sens du devoir, qui nous ont été ainsi communiqués et qui se sont incorporés à nous, non point malgré nous toujours, ni même sans nous, mais peut-être de notre plein consentement.

S'il en est ainsi, nous disposons par l'éducation de forces incalculables pour le bien, car tout inconsciente qu'elle est, cette activité mentale n'est pas soustraite à notre gouvernement. Nous pouvons dans une large mesure veiller aux portes de son domaine. La suggestion ne fait de nous des automates que si nous le voulons bien, par abdication volontaire de tout contrôle. A l'aide même du sommeil hypnotique, on ne parvient pas à faire faire par suggestion à un malade ce qu'il est résolu d'avance à ne point faire. L'auto-suggestion triomphe, même dans le sommeil, de la suggestion d'autrui. Combien plus à l'état de veille, à l'état normal! Mais nous pouvons faire plus et mieux que nous préserver des suggestions mauvaises. Nous pouvons ouvrir ces portes intimes à tout ce qui est noble et bon, aux convictions généreuses, aux idées saines, aux motifs élevés, et leur donner ainsi pour auxiliaires toutes les puissances cachées dans ces régions. Alors ce domaine latent de notre vie mentale agira comme les accumulateurs électriques, où s'amasse silencieusement la force motrice d'un puissant appareil, pour entrer, lorsque cela est utile, en scène, et ajouter son action aux forces qui sont à l'œuvre.

En ce qui concerne plus spécialement la vie sexuelle, apprécions donc comme elle le mérite la suggestion, agent important pour le mal, ou pour le bien. Craignons la tyrannie suggestive de l'exemple, du préjugé courant, du vice à la mode. Armons-nous d'auto-suggestion pour les affronter, et nous entourant d'influences saines, de nobles modèles, travaillons à nous former des convictions claires et fermes, rassemblant ainsi une à une les forces latentes qui, avec le temps, deviendront les suggestions de notre vie. C'est de ce travail que nous pouvons dire avec raison : « Il ne s'agit que de vouloir ! » Mais la victoire, ici, n'est pas à la force, elle est à la patience, à la durée de l'intention continue.

Dans l'œuvre de l'éducation de nous-même, la nature a réservé ses couronnes non point aux paladins de l'effort glorieux, mais à l'héroïsme caché qui, le plus souvent et dans des circonstances de peu d'éclat, aura librement choisi de rester fidèle à une orientation donnée.

III

Les Organes de la Reproduction

(*Suite*)

Puberté et maturité sexuelle. — De la continence au point
de vue physiologique. — Hygiène de la chasteté. — Fécondation. — Gestation et développement de l'embryon.
— Parturition. — Des états impropres à la maternité.

Bien que l'appareil reproducteur soit au
complet dès la naissance, ses organes restent
passifs pendant un temps plus ou moins long.
Quelle que soit la durée de la vie dans les dif_
férentes espèces, l'organisme adulte seul se
reproduit. Les besoins de l'accroissement uti-
lisent d'abord tout le surplus fourni par les ré-
serves nutritives, et ce n'est que lorsque ia
stature normale est atteinte, que ce surplus
peut être affecté sans détriment à la génération d'un autre être. Ce rapport de succession
de la reproduction à la croissance est indiqué
par Herbert Spencer, lorsqu'il dit : « La repro-

duction, c'est l'accroissement qui franchit les limites de l'individu (1). »

Depuis la cellule, qui ne se divise qu'après avoir atteint un certain volume, jusqu'aux plantes et aux animaux, l'individu ne produit son semblable que lorsque lui-même est achevé.

Cependant, chez les mammifères et chez l'homme en particulier, les organes générateurs ne passent pas sans transition du sommeil au fonctionnement.

Aux années de la première enfance succède une période assez longue où leur vie devient consciente, sans qu'ils soient encore propres à leur activité spécifique.

Cette période s'inaugure, dans nos climats, vers 13 ans pour la jeune fille, entre 16 et 17 ans pour le jeune homme, par les phénomènes de la puberté. Chez l'une apparaît la menstruation périodique; chez l'autre, le fluide spermatique commence à s'élaborer. Cependant, ce n'est que 10 ans plus tard environ que les deux sexes atteindront leur pleine stature.

(1) Biologie, tome II. page 555 de la traduction Cazelles 1878. « Nous voyons par là que l'action productrice du germe' est une expansion du surplus qui reste après que l'individu est complet. » Voir aussi page 556 et ch. XII *passim*.

Pendant ces dix années, la nature initie lentement et par degrés l'adolescent aux fonctions supérieures qu'elle lui tient en réserve, à des sensations, à des émotions, à des puissances dont la plénitude le rendra propre à devenir père ou mère, mais dont l'harmonie et la maîtrise ne sont pas l'affaire d'un jour. Cette phase de notre développement est celle de l'éducation des fonctions parentales — éducation physique et psychique à la fois — initiation corporelle et morale ; tout le domaine des affections et de la vie mentale participe alors à l'évolution que subit notre corps.

Procréer, c'est la fonction de tout l'organisme, l'expression culminante de toutes ses énergies vitales coordonnées, et non pas la simple sécrétion de germes par un organe. L'émission de ces germes en est la première condition, mais elle est loin d'être la seule, et c'est pourquoi l'heure propice à la reproduction n'est pas celle de la puberté. La fonction parentale prématurément remplie à cette époque, non seulement donnerait des produits mal venus et malingres, mais ruinerait l'individu, en arrêtant sa propre croissance et en tarissant les sources de sa vigueur.

L'exercice prématuré de la fonction reproductrice est, dit M. le professeur Herzen (1), des plus funestes au développement de l'individu.

Dans ces derniers temps, un nouveau chapitre, celui des sécrétions internes, s'est ajouté à la physiologie. Nous avons des glandes avec des fonctions bien déterminées; les glandes salivaires, qui sécrètent la salive, le foie qui fournit la bile, les reins qui servent à séparer l'urine, un produit excrémentiel, destiné à être expulsé. Ces fonctions sont connues depuis fort longtemps. Mais actuellement nous savons que la plupart des glandes fournissent un autre produit, qui sort bien de la glande, mais pour se répandre dans l'organisme par la voie des vaisseaux sanguins.

De ces deux produits, l'un est éliminé au dehors, ou déversé et utilisé dans d'autres organes, comme les sucs digérants, tandis que l'autre rentre dans le sang, d'où il a été tiré. Or, ces produits internes des glandes exercent une influence considérable sur les phénomènes chimiques de toute la nutrition du corps. Les testicules qui doivent fournir de temps en temps le produit nécessaire pour la reproduction, fournissent aussi une sécrétion interne, et contribuent ainsi à la nutrition de l'organisme et notamment à celle du système nerveux.

Vous comprenez ce qu'il peut en advenir d'un

(1) Science et moralité, compte rendu des conférences données à Genève et Lausanne, en mars 1894, par M. A. Herzen, professeur de physiologie à l'Université de Lausanne, 3ᵉ édition, Lausanne, F. Payot, éditeur.

corps jeune qui, en surmenant et en épuisant prématurément l'organe qui devrait lui fournir le produit intérieur, force cet organe à fournir trop tôt
le produit extérieur, aux dépens de l'organisme
tout entier : il ne peut parvenir à son développement normal. Les excitations factices et anormales, qui n'ont pas à leur source la maturité fonc-
tionnelle des organes, produisent, en outre, par
ces abus ou ces usages trop hâtifs, l'étiolement des
organes eux-mêmes, et les testicules étiolés donnent à leur tour des produits étiolés et de mauvaise qualité. L'organisme, ainsi rendu débile,
fournit des germes débiles ; la progéniture en
souffre.

Ainsi donc, si procréer est l'acte culminant
de la vitalité épanouie, procréer avant le
temps, c'est compromettre cet épanouissement : c'est nuire à la fois au procréateur et
aux rejetons et porter une double atteinte à la
race.

L'adolescent de l'un comme de l'autre sexe
doit, dit Œsterlen (1), attendre et apprendre à se
dompter jusqu'à ce que son heure soit venue. Il le
pourra par la conviction que le bonheur de toute
sa vie — notamment son bonheur conjugal — dépend de sa conduite à cette époque critique, et le
maintien de sa santé, de ses énergies corporelles

(1) Handbuch der Hygiene, p. 600.

et psychiques, ainsi que de son sens moral, le récompensera généreusement des quelques sacrifices que cet effort peut lui coûter.

— Mais, continue M. Herzen, supposons que, grâce à un père éclairé, à un frère aîné, à un ami dévoué, le jeune homme ait évité ce premier écueil, qu'il soit arrivé à une robuste et saine maturité : les organes génitaux sont mûrs, le besoin sexuel se manifeste, légitimement et vigoureusement ; il devient impérieux. Eh bien ! voici l'homme placé dans une alternative qui n'existe que pour lui.

L'animal adulte cherche la première femelle venue. Beaucoup d'hommes le font aussi. C'est ainsi que font les sauvages... Mais nous ne sommes plus des sauvages, ou du moins nous ne le sommes plus tout à fait. L'homme se trouve dans l'alternative de satisfaire ce besoin sexuel, comme le ferait un animal quelconque, ou bien de s'arrêter devant des considérations que lui suggèrent son intelligence et ses sentiments. D'une part, il se dit : « La nature m'a donné ce besoin ; il faut que je le satisfasse ; tout le monde a fait ainsi, pourquoi ne le ferais-je pas ? N'est-il pas malsain d'ailleurs de s'en abstenir ? » D'autre part, il songe aux conséquences que cela peut entraîner ; il se dit que si on faisait toujours comme tout le monde a toujours fait, la civilisation humaine n'existerait pas ; il pense à la femme qui sera un jour sa compagne ; il se dit qu'après tout, il y a une cruelle injustice à lui offrir, en échange de sa pureté, le corps d'un prostitué. Eh ! oui, Messieurs, ajoute le digne professeur, la prostitution, ce n'est pas le fait de recevoir une pièce de monnaie, c'est le fait de *prodiguer son corps*. On dit que la santé réclame la satisfaction du besoin génital ; je n'hésite pas à déclarer que cela est faux ! Dans le cercle restreint de mes anciens camarades et amis, appartenant à différents pays et à différentes classes sociales, plusieurs sont restés purs jusqu'au jour de leur mariage. Pas un seul n'en a souffert, et je n'ai jamais entendu dire que qui que ce soit fût malade à cause de cela ! Mais pour s'épargner l'effort de la résistance, pour céder, on aime à trouver des excuses : on consulte le médecin, et si j'ai des confrères ici, je les prie de m'excuser, je ne veux ménager personne. D'ailleurs, il y a partout d'honorables exceptions.

Les médecins sont, en général, trop coulants sur ce chapitre. Quand un jeune homme vient leur dire : j'ai mal à la tête, j'ai des palpitations, je ne dors pas bien, etc., ils répondent : Vous avez besoin de voir une femme ! N'y croyez pas, et puisque j'ai dit que je ne ménagerais personne, je dirai à mes confrères qu'ils agissent, dans ces cas, avec une légèreté impardonnable !

Et nous, mères de famille, nous étonnerons-nous que nos fils, en proie aux tentations, y succombent, s'il est encore des hommes compétents pour le leur conseiller, s'il en est qui proclament la prostitution nécessaire et vont jusqu'à dire que, « s'il était matériellement possible de la réprimer, il ne faudrait pas le faire ? (1) »

Beaucoup de médecins répugnent à des vues aussi extrêmes ; mais la plupart hésitent à conseiller aux hommes adultes la continence, alors que les circonstances leur empêchent le mariage ou interrompent leur vie conjugale. Ils cherchent des compromis et se comportent comme des hommes dont la conviction n'est pas formée.

En présence du mal causé par ces contradictions, il serait temps que des expériences scientifiques rigoureuses fussent instituées, pour dissiper tout malentendu sur les effets de la continence, que ce qui a été publié sur ce sujet fût rassemblé, qu'il y fût joint des observations faites sur l'homme normal et non pas seulement sur des sujets malades, enfin, qu'une démonstration concluante en fût tirée de main de maître, proclamant l'effet d'une vie chaste sur la santé de l'individu.

Si ce travail n'est pas indispensable à la jeunesse pour se tracer une règle de conduite, il l'est pour imposer silence à ses mauvais con-

(1) Paroles de M. le D' Jean Pettorelli, médecin chirurgien des prisons à Plaisance, au Congrès pénitentiaire de Paris, 1895.

seillers. La grande voix de la science seule peut convaincre ou frapper de réprobation ceux qui, jusqu'ici, se sont couverts de son nom pour répandre des erreurs nuisibles. Il faut cette démonstration pour dicter aux médecins, aux pédagogues, aux législateurs leur devoir, et pour qu'ils cessent d'hésiter devant toute question où entrent en cause les besoins sexuels de l'homme.

C'est à nous qu'il appartiendra de réclamer un tel travail, si nous seules en sentons l'urgence. Si la physiologie eût été du ressort des mères, j'ose dire qu'on n'eût pas attendu si tard pour l'entreprendre.

Mais à défaut d'une preuve définitive, il y a dans la littérature médicale et scientifique bon nombre d'assertions catégoriques, émanant d'hommes compétents, qui confirment le principe si énergiquement proclamé par M. Herzen.

Soutenir, dit Lionel S. Beale, professeur au King's Collège à Londres, que lorsque le mariage ne peut avoir lieu, il faille, pour des raisons physiologiques, subvenir d'une autre manière au besoin sexuel, est une assertion erronée et sans fondement. On ne peut proclamer assez haut, que la plus stricte continence et la pureté sont d'accord avec les lois physiologiques autant qu'avec les lois morales, et que la tolérance envers les désirs sensuels et leurs passions se justifie aussi peu au nom du bien physique et physiologique, qu'à celui de la morale et de la religion (1).

L'instinct sexuel, dit encore Œsterlen, ne peut être considéré comme aveugle et tout puissant, au point de ne pouvoir être dominé et même subjugué tout à fait par la force morale et la raison.

L'exemple des meilleurs et des plus nobles d'entre les hommes a prouvé de tous temps qu'à ce plus impérieux des instincts, il peut être efficacement résisté par une volonté ferme et sérieuse et par une méthode adéquate dans le genre de vie et d'occupations. Aux jeunes gens, si nombreux, qui ménagent à leur conscience une échappatoire, il peut être utile de savoir, qu'une abstinence sexuelle complète n'a encore jamais porté préjudice à aucun homme, lorsque cet enchaînement absolu de la brute dans son sein a été le fait, *non de causes restrictives extérieures seulement, mais d'une discipline et d'une règle de conduite volontaires* (2).

Ici, l'auteur met en lumière l'une des conditions majeures du succès : *la conviction personnelle*, source de la suggestion et de ses puissances.....

(1) Our morality and the moral question. Chiefly from the medical side. London. Churchill 1887, p. 49.
(2) P. 620.

M. Forel attire aussi l'attention sur ce facteur :

Il s'établit, dit-il, dans la jeunesse, la *suggestion* que la continence est une aberration, une chose impossible, qu'un jeune homme chaste n'est pas un homme, etc., et cependant, de nombreux cas prouvent que la chasteté peut être observée sans préjudice pour la santé (1).

La Faculté de médecine de Norvège a publié la déclaration suivante :

L'assertion qu'une conduite strictement morale et l'abstinence sexuelle entraînent après elles un danger pour la santé, est, d'après notre expérience unanime, une assertion erronée. Nous ne connaissons pas un cas de débilité ni de maladie dont on puisse prétendre qu'il a été causé par une vie chaste.

Une déclaration analogue a été publiée récemment aux Etats-Unis. Elle porte la signature de 58 médecins, dont la plupart ont

(1) Forel. Quelques mots sur la prostitution réglementée et sur l'hygiène sexuelle. Correspondenbzblatt für schw. Aertze, N° 17. 1889. Sept. L'influence de la suggestion dans les aberrations sexuelles, confirme et complète cette manière de voir. Elle est étudiée avec soin dans le livre du D^r von Schrenk Notzing. « Die Suggestionstherapie bei krankhaften Erscheinungen des Geschlechtssinnes. » Stuttgart, 1892.

accompagné leur nom de commentaires tendant à renforcer la teneur du principe proclamé (1).

Je ne saurais vous citer toutes les publications qui soutiennent ces principes sous une forme populaire, et que des sociétés importantes, ramifiées dans tous les pays, prennent à tâche de répandre. Comment peut-on donc s'expliquer que l'opinion publique hésite encore, qu'il y subsiste des contradictions ? En voici la raison :

La plupart des auteurs se sentent impuissants devant l'impétuosité des passions de la jeunesse. Ils énoncent les préceptes de l'hygiène personnelle et sociale, mais ils désespèrent de les voir suivis. Ils n'osent les appliquer dans leur rigueur aux cas particuliers qui se présentent, ni en faire une règle de conduite implicite. Plusieurs des livres qui contiennent des déclarations en faveur de la chasteté, offrent à la page suivante des compromis, des excuses à ceux qui, comme les

(1) Telles sont aussi les conclusions d'un excellent livre populaire intitulé : « l'Hygiène sexuelle », par le D' Leved Ribbing. traduit récemment en français, ainsi que d'un ouvrage scientifique plus spécial : « Der Geschlechtstrieb », Eine social-medicinische Studie von D' Alfred Hegar, prof. der Gynæcologie an der Universitaet Freiburg i. B.

auteurs le prévoient, n'auront pas écouté leur voix.

Mais nous, femmes, que penserons-nous de cette impuissance en face de principes aussi clairs? N'est-ce pas désespérer trop tôt? Oserais-je dire qu'on ne nous a point consultées? Une fois instruites, informées, les femmes rendraient-elles aussitôt les armes? Non, sûrement! Qu'on nous sorte de l'incertitude, qu'on nous délivre du fantôme de quelque loi naturelle à nous inconnue, qui prescrirait à nos fils ce que la morale leur défend, qui menacerait leur santé s'ils vivaient dans la pureté. Nous, nous entreprendrons et soutiendrons la lutte contre les influences pernicieuses! Aussi bien, c'est notre métier, notre affaire d'éducatrices, et si l'on y a échoué jusqu'ici, c'est peut-être que l'on ne s'est pas assuré notre concours (1).

(1) Cette supposition peut sembler présompteuse dans notre bouche. N'est-elle pas impliquée, cependant, dans les lignes suivantes, du physiologiste Mantegazza, à propos des maisons de tolérance : ... « et les choses dureront ainsi « jusqu'à ce que le progrès social assure à chaque citoyen « une épouse et un foyer, *ou bien* tant que l'éducation progressante n'aura pas initié un plus grand nombre d'hommes aux joies de la chasteté ? »

Physiologie de l'amour, p. 304.

Ah ! nous avons été faibles. Nous avons abdiqué notre bon sens, notre foi ; nous nous sommes laissé imposer silence ; peut-être même avons-nous tremblé de nous informer, de peur que notre Dieu n'eût tort, et que le mal ne fût le bien ! Mais je l'affirme, une fois éclairées, convaincues, nous ne serons plus impuissantes, et les moyens d'influencer, d'inspirer, de préserver, de sauver, ne nous manqueront pas de sitôt.

Les moyens ?

Voyons d'abord ceux que nous indiquent les hommes, les spécialistes que nous venons de citer. Là, point d'équivoque ni de contradiction. Tous sont d'accord.

C'est d'abord un régime sobre. S'abstenir de tous les excitants. L'alcool, naturellement, vient en première ligne. Il n'y a pas deux points de vue possibles à cet égard. L'alcoolisme et la licence sexuelle sont des alliés inséparables.

L'homme qui s'abstient d'alcool supprime du coup la moitié de ses impulsions impures et plus de la moitié des tentations indirectes, résultant des propos obscènes et de l'atmosphère des débauchés.

Mais nous sommes, pour la plupart, déjà

gagnées à la tempérance. Nous sommes moins convaincues quand il s'agit des aliments. Beaucoup de mères s'évertuent encore à donner à leurs fils une nourriture succulente, aussi soignée, aussi variée que possible, à flatter leurs goûts, à exciter leur appétit ; sollicitude malfaisante (hormis en cas de maladie), et dont Tolstoï dit rudement, mais avec justesse : « On nous nourrit comme des étalons. »

« En général, dit M. Herzen, nous man-
« geons trop. Un vieil adage anglais, cité par
« Acton (1), donnait la formule d'une vie
« saine : Un shilling par jour, et le gagner ! »

Les auteurs cités plus haut recommandent surtout que les repas du soir soient légers et frugaux.

Si, malgré ces précautions de régime, il se produit une surabondance de fluides séminaux, la nature les élimine par épanchement spontané. Ces émissions n'ont aucun inconvénient pour la santé ; elles peuvent se produire chez le jeune homme le plus chaste, le plus sobre, à des intervalles de quelques semaines, et ont lieu en général la nuit. Les rêves ou les sen-

(1) On the reproductive organs. London. Churchill.

sations qui les accompagnent ne doivent pas devenir un sujet de scrupules pour le jeune homme, et la mère n'a pas lieu d'y soupçonner de cause répréhensible. Mais cette évacuation naturelle peut beaucoup augmenter de fréquence par toute espèce d'excitations, et devenir alors pathologique et ruineuse pour la santé.

Les lectures et les conversations obscènes, par les objets dont elles remplissent l'imagination, ont sur les organes un effet analogue à l'alcool et aux autres toxiques excitants, de sorte qu'en prescrivant une alimentation sobre, il s'agit également, et au même titre, du régime de l'esprit et de celui du corps.

Après le régime, vient l'exercice, l'activité énergique et même violente, des forces corporelles. (Car les auteurs disent bien « exercices *violents* »). Lorsque la vie est trop sédentaire, il va de soi que la circulation est moins active et qu'il se produit plus facilement des congestions dans les organes. Mais c'est aussi la dépense de force vitale et de substance causée par l'exercice, qui est désirable pour dégager les organes génitaux en utilisant le surplus d'énergie qui, autrement, tendrait à la production de fluide séminal. Tolérer des habitudes de paresse, comme celle de se lever tard, c'est livrer délibérément le jeune homme aux tentations de sensualité. M. Payot ne craint pas de déclarer qu'il n'est pas un jeune homme bien portant habitué à rester au lit longtemps après son réveil, qui ne se livre tôt ou tard à de mauvaises habitudes sexuelles (1). Il faut donc éveiller et soutenir une activité vigoureuse dans les travaux et les plaisirs de la jeunesse, préconiser les exercices violents, la gymnastique, le cheval, la navigation, la nage, l'amour des ascensions, tout ce qui développe les forces et les utilise.

Cette école des purs et des forts comprend, vous le voyez, des abstentions et des exercices, des efforts et des renoncements. Quoi qu'en pense la jeunesse en général, les uns sont aussi nobles, aussi héroïques que les autres. La conquête de soi-même est, de nos jours, trop difficile et trop rare pour qu'on la fasse en dilettante ou par hasard. Il faut un plan de campagne et une tactique, des forteresses et des remparts. On distinguera dans cette lutte les vrais combattants des soldats de fantaisie, non à ce qu'ils s'exposent à l'aven-

(1) Payot. *L'Education de la volonté.*

ture ou par forfanterie aux lieux où la défense est incertaine, mais à ce que, soucieux de la victoire avant tout, ils se plient à une discipline et savent utiliser les avantages du terrain, sans en négliger un seul.

En passant en revue les conditions extérieures de cette discipline, je n'ai pas tout dit. Il est d'autres agents plus puissants, indispensables, sans lesquels les moyens indiqués seraient vains, ou plutôt qui sont nécessaires à leur application même.

Ce sont les inspirations d'ordre moral, les convictions généreuses, le respect d'autrui, le sentiment de la solidarité humaine, la conscience, en un mot, et la prière. Ces puissances-là tiennent le gouvernail, et c'est d'elles que procède la force de persister dans les résolutions prises. Ce domaine, nous l'aborderons dans les leçons prochaines. Pour le moment, sans quitter le terrain physiologique, j'en ai dit assez pour que toute mère, décidée à soutenir son fils dans une voie pure, se trace une ligne de conduite, quant aux conditions matérielles dans lesquelles elle veut le faire vivre.

Envisageons maintenant chez la jeune fille cette même crise de la puberté, ses conditions physiologiques et son hygiène. Chez elle aussi, les produits sexuels, les ovules, commencent à être expulsés au dehors. Périodiquement, tous les 28 jours environ, un ou plusieurs d'entre eux arrivent à maturité, s'échappent par rupture de leur follicule, et descendent le long des trompes jusqu'à la cavité utérine, d'où, en l'absence de fécondation, ils s'éliminent inaperçus.

Quand l'heure de la maternité sera venue, l'ovule fécondé se fixera au contraire dans l'épaisseur de la muqueuse et s'y développera. Pour subvenir à ses besoins, la nature a fait coïncider avec l'ovulation un afflux de sang périodique qui amène aux organes générateurs un surplus de nutrition. Lorsque la conception a eu lieu, ce surplus pourvoit à la croissance de l'embryon ; en son absence, il s'épanche à travers la muqueuse utérine et produit pendant quelques jours une légère hémorragie par voie vaginale, après quoi la circulation reprend son cours régulier dans ces organes, et leur congestion se dissipe. Ce phémonène, dont plusieurs mammifères présentent aussi quelques traces, peut s'établir sans aucun malaise et se produire d'emblée avec une parfaite régularité. Chez quelques personnes de forte constitution et de vie simple, parmi les paysannes et chez les peuples moins civilisés, d'une alimentation plus végétale que la nôtre, on voit cette fonction se réduire à un suintement peu abondant et dont la durée ne dépasse pas 3 jours. C'est là probablement l'état normal.

Mais, en ceci comme en tant d autres choses, nos habitudes ont altéré notre constitution, et parmi nous, la menstruation s'accompagne souvent de complications morbides qui en font une véritable indisposition. Parfois, comme dans les cas d'anémie, de chlorose, elle tarde à s'établir ou se manifeste irrégulière, insuffisante. L'organisme n'est pas assez riche pour subvenir à cette fonction et, spontanément, en diffère ou en réduit la dépense. En l'absence d'autre causes, il suffit, en général, d'un régime fortifiant, du grand air, de l'exercice et d'une bonne hygiène générale pour voir la menstruation se régulariser. Dans d'autres cas, au contraire, l'hémorragie est trop abondante, se répète trop souvent, dure trop longtemps et épuise l'organisme, qui n'a pas le temps de réparer ses pertes. Très ordinairement, ces dismennorrhées sont accompagnées de douleurs lombaires et abdominales, de maux de tête, de pesanteur et d'un malaise général. L'impressionnabilité nerveuse est parfois augmentée jusqu'à produire des angoisses et des palpitations.

Ces crises physiques toujours renouvelées ont leur retentissement dans le domaine psychique qui, à son tour, réagit sur elles et en augmente l'intensité. Si, avec cela, la nutrition est imparfaite et le genre de vie défavorable, la santé finit par être altérée. Nombre de névroses n'ont pas d'autre origine, et bien des maladies de femmes auraient pu être évitées par une hygiène plus judicieuse pendant la puberté. Il ne s'agit pas seulement des petites précautions usuelles, restrictions de régime, abstention de bains froids, de marches forcées ou de danse, auxquelles se limite la sollicitude de bien des mères ; mais d'une intelligence plus éclairée de la fonction et de ses anomalies, de plus de vigilance pour ne pas laisser se prolonger un état morbide. En ce qui concerne l'alimentation, le même régime simple, sobre, la même abstention d'excitants, salutaires au jeune garçon, doivent être prescrits à la jeune fille. Mais, tout en restant fidèle à ce principe général, il y a lieu de pourvoir, par des moyens spéciaux, à restaurer les forces d'une jeune fille sujette à d'abondantes ménorrhagies, et cela, non point en flattant sa friandise, ni en cédant au caprice de ses goûts, mais par exemple en lui faisant prendre entre les repas des aliments surnuméraires.

De même, quant à l'exercice, le mouvement, la gymnastique, la nage, les promenades, les jeux en plein air sont aussi essentiels à la sœur qu'au frère; dans une mesure judicieuse, ils sont à la fois les préservatifs et les remèdes des dismennorrhées. Il ne s'agira plus, pour la jeune fille, d'exercices « violents », mais seulement d'exercices *vigoureux* ; s'il y a tendance aux hémorragies, un repos quelquefois complet sera nécessaire au moment du flux périodique.

En thèse générale, pour l'un comme pour l'autre sexe, c'est surtout dans la simplicité de la vie que résidera la santé sexuelle. Ce qui est malsain pour le corps et l'âme, c'est surtout l'artificiel, le conventionnel dans les plaisirs, dans les rapports sociaux, dans les vêtements. Le vêtement, voilà un chapitre gros de conséquences pour la femme ; les bévues commises dans ce domaine sont aussi souvent tragiques par leurs suites que ridicules au point de vue esthétique. Il y a peu de choses aussi humi-

liantes pour notre sexe que son impuissance à
se vêtir noblement et sainement. Les fardeaux,
les entraves, les compressions que nous nous
imposons pour plaire, en altérant les proportions naturelles de notre corps, justifieront, si
nous ne parvenons à nous en affranchir, le
dédain de ceux qui nous traitent en mineures
perpétuelles.

La question de la continence sexuelle ne se
pose pas pour la jeune fille dans les mêmes
termes que pour le jeune homme. On la con-
sidère comme résolue. L'instinct reproducteur
ne se manifeste pas généralement chez elle
sous une forme précise, distincte, et peut même
longtemps passer inaperçu. On réclame d'elle
implicitement la virginité jusqu'au mariage.
Toutefois, en poursuivant l'étude de la pureté
dans ses aspects moraux, nous verrons que la
jeune fille, elle aussi, a besoin d'être inspirée
et soutenue pour en concevoir l'idéal et n'y
point faillir, car virginité n'est pas toujours
synonyme de pureté. Pour la femme aussi, il y
aura lutte, et maîtrise à conquérir; mais, ce
sera dans un domaine moins extérieur, sur des
tentations plus subtiles, écueils d'imagination
et de sentiment, plus souvent que de sensualité proprement dite. Quant à la maîtrise cor-

porelle, elle résidera pour elle avant tout dans l'équilibre nerveux, qu'elle devra se proposer d'acquérir à tout prix.

Rendu plus difficile par l'atteinte réitérée qu'y porte souvent la menstruation, cet équilibre est cependant la condition d'une maternité normale.

C'est un préjugé grossier qui fait du mariage la panacée universelle guérissant par enchantement les troubles nerveux des jeunes filles. L'hystérie et autres névroses de l'adolescence proviennent ordinairement de causes bien plus complexes que la répression des instincts sexuels. Cette répression est encore moins pour la femme que pour l'homme préjudiciable en elle-même. Les causes physiques et psychiques les plus diverses, l'hérédité, l'oisiveté, un mauvais genre de vie sont, beaucoup plus souvent que le célibat, l'origine de ces désordres ou l'obstacle à leur guérison. Y a-t-il débilité, épuisement, nutrition défectueuse? On ne pourrait concevoir un état plus impropre à la reproduction et à ses dépenses. Sont-ce les causes psychiques qui prédominent, le vide d'une existence sans but, la préoccupation excessive de soi-même? Il y a lieu de réformer la vie par un autre remède que le mariage. — Ce serait faire courir de grands risques à la carrière conjugale et maternelle que d'y entrer avant d'avoir appris à tenir son propre gouvernail, et c'est méconnaître étrangement la nature et la portée de ces grands devoirs, que de s'y croire propre avant d'être parvenu à l'équilibre dans sa vie individuelle.

Vous le voyez, si nos mœurs ne tolèrent pas chez la femme les mêmes écarts de conduite que chez l'homme, elles lui portent cependant aussi préjudice dans son développement sexuel. Chez lui, c'est en excitant d'une manière indue, excessive, prématurée, l'activité génitale, et en lui ouvrant des voies illicites; chez elle, c'est en altérant les conditions normales de la menstruation, en en faisant une cause de débilité et de maladies, et aussi en imposant trop tôt, au gré de mille causes futiles et conventionnelles, le mariage et la maternité à des jeunes filles qui n'y sont point suffisamment préparées.

Pour les deux sexes donc, il y a urgence à réagir contre nos mœurs, à remonter le courant de notre civilisation, à retourner vigoureusement vers des conditions d'existence plus simples et plus rationnelles. Cela est-il encore possible ? N'est-il pas trop tard ? L'effort d'une élite convaincue triomphera-t-il de ce formidable courant ? Nous ne pouvons l'affirmer. Mais, sans le savoir, il faut nous mettre à l'œuvre ! Aussi bien tous les sauvetages s'entreprennent dans cette alternative : « Ce dernier moyen, ou bien, plus d'espoir. »

Revenons maintenant à l'étude des phénomènes naturels. Je vous invite de nouveau sur la plage de l'océan cellulaire, devant l'infini de la petitesse. Que se passe-t-il au moment de la rencontre mystérieuse des deux germes, d'où va surgir la conception d'un être nouveau ?

L'œuf, mûr pour la reproduction, s'est échappé de son follicule. Reçu par l'orifice frangé des trompes, poussé par leur revêtement vibratile, il descend lentement du côté de l'utérus. Il lui reste à subir une dernière, une mystérieuse préparation. C'est alors, nous l'avons vu, qu'il se dépouille spontanément de quelque chose de sa substance, que deux globules, sortis de son sein, perlent successivement à sa surface et s'en détachent. Que sont-ils, ces éléments dont le sacrifice semble nécessaire ? Que veut dire ce dépouillement, indispensable à la réception du principe fécondant ? On ne peut le préciser, et ce phénomène reste enveloppé de ses voiles, symbole du sacrifice nécessaire qui précède toute grande inspiration. Car tout se tient dans la nature. Les lois matérielles sont parallèles aux lois morales — parfois même elles n'en sont que la traduction en une autre langue ; c'est pourquoi la science a sa poésie, comme le fond de la mer a ses fleurs.

L'ovule est prêt. Il s'est dépouillé de sa plénitude. Quelque chose s'est sacrifié qui va

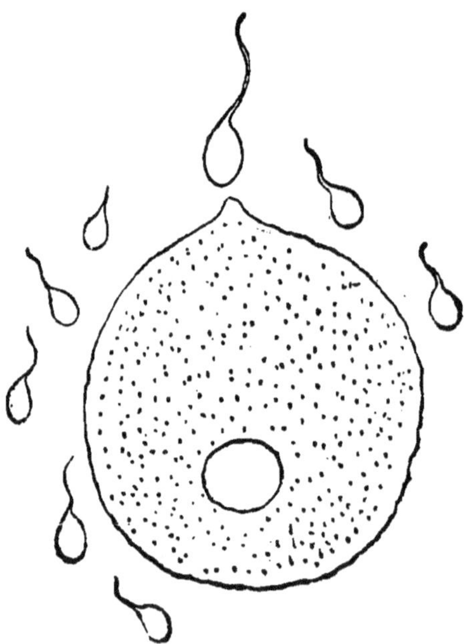

Fig. 26. — Fécondation de l'ovule.

être remplacé par l'agent d'un développement merveilleux. C'est alors que la rencontre est féconde. Entre l'ovule et les germes spermatiques se manifestent des forces d'attraction de nature inconnue. Ceux-ci peuvent parvenir en grand nombre au sommet de l'oviducte et se trouver ensemble aux alentours de l'ovule dans sa descente (fig. 26).

Mais, quelle que soit leur activité à tous, il en est un qui subit l'attraction plus que tous les autres et dont les mouvements s'orientent vers la surface gélatineuse de l'ovule; celle-ci s'ébranle et manifeste une trépidation à son approche; bientôt la tête du spermatozoaire

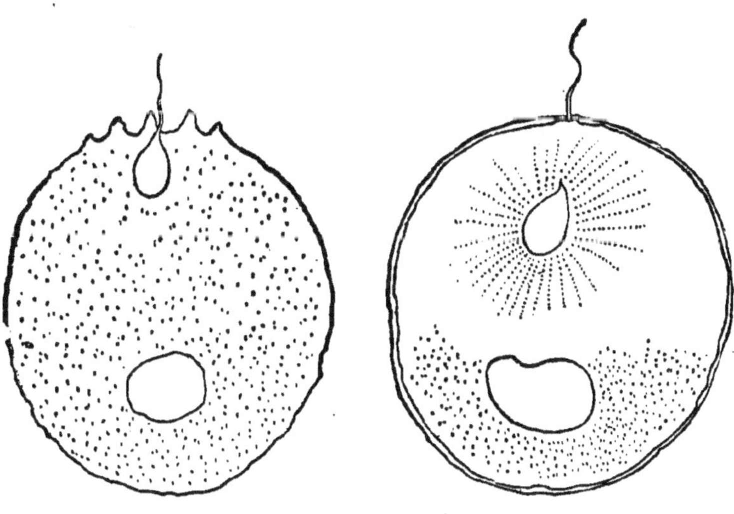

Fig. 27.   Fig. 28.

s'y engage, la pénètre, la traverse. (Fig. 27 et 28).

Jusque-là, les granulations organiques sont disposées en radiations dans l'ovule autour d'un seul centre, son noyau, transparent, immobile. La tête du germe mâle une fois arrivée au sein du protoplasme, elle y forme un second centre, qui marche vers le premier. L'appendice mobile du spermatozoaire reste au dehors et disparaît. Les deux centres se rapprochent comme deux astres dans l'espace cosmique insondable. Non moins mystérieuse que l'éther interplanétaire est cette région transparente de la vie cellulaire, non moins formidables les conséquences de ses mouvements et les résultats qui vont surgir de la fusion de ces infiniment petits.

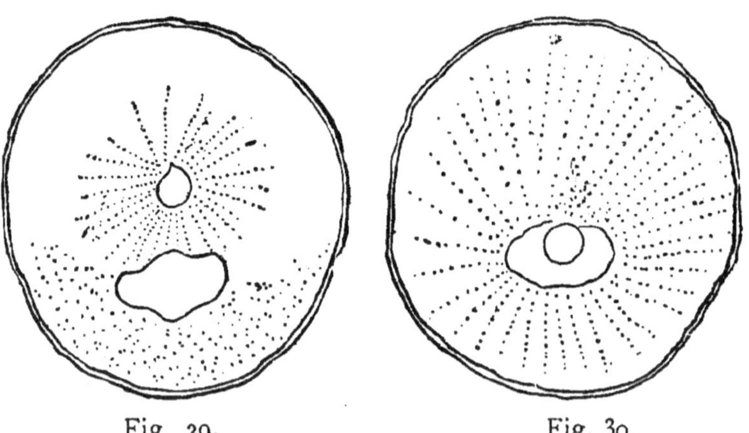

Fig. 29.   Fig. 30.

Un ébranlement se voit bientôt dans le centre ovulaire, aux approches du centre nouveau qui va se joindre à lui. (Fig. 29 et 30). Le noyau maternel s'avance, il entoure, il enveloppe le germe paternel. Un instant encore, et il n'y a plus qu'un seul centre, immobile et transparent. (Fig. 31).

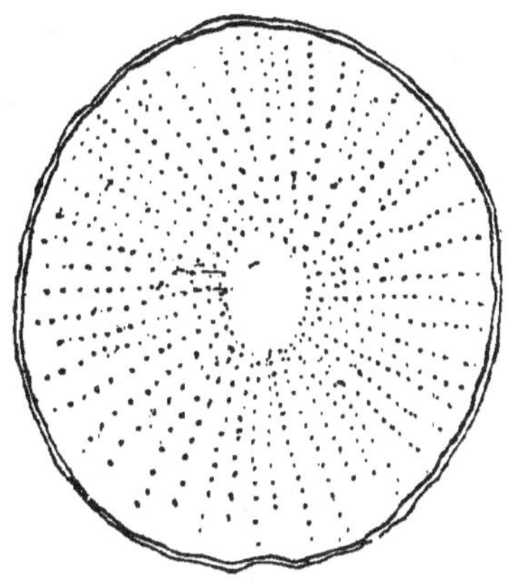

Fig. 31.

Le mystère est accompli.

Aussitôt se manifeste la puissance prolifère. En un point de l'œuf jusqu'alors immobile, la segmentation commence; ce point se divise en deux, en quatre, en huit, en seize cellules (Fig. 32, 33, 34) avec une grande rapidité, et cet élan ne connaîtra plus de trêve jusqu'à ce que le nouvel être tout entier soit formé. Mais il faut que la nature pourvoie à la sécurité de ce travail en fixant l'ovule en lieu sûr. Il est arrivé, dans sa descente, à l'entrée de l'utérus, il y entre ; par sa surface gélatineuse, il adhère à la muqueuse molle et lâche qui en revêt la cavité. Cette muqueuse à son tour se gonfle

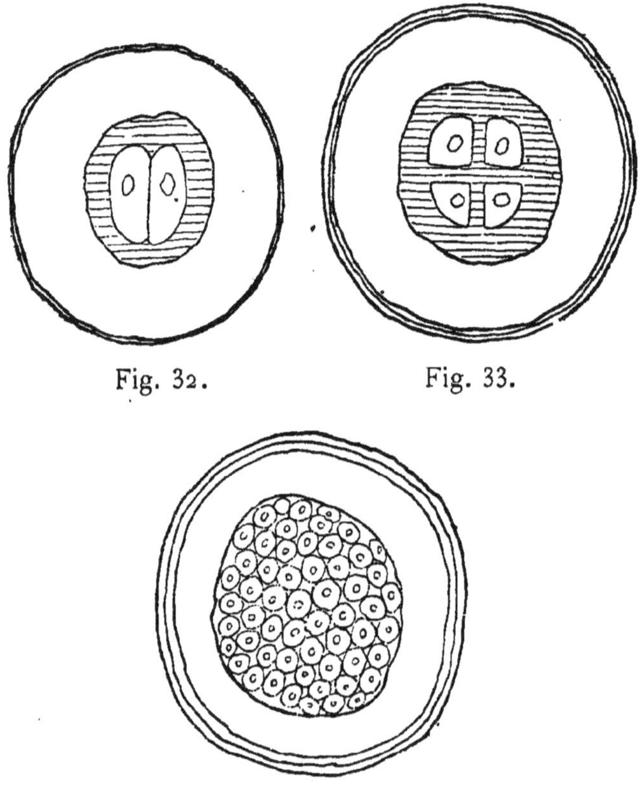

Fig. 32.   Fig. 33.

Fig. 34

autour de lui et bientôt le recouvre tout entier. Il y est comme enseveli. Alors, son enveloppe se modifie ; elle s'épaissit, il y pousse des prolongements ténus, comme de fines racines qui contribuent à le fixer. Pendant tout ce temps, la segmentation continue avec une grande rapidité.

La manière dont l'ovule se segmente n'est pas la même pour tous les animaux. Chez les uns, c'est au centre que se forme le premier groupe de cellules ; chez d'autres, à la périphérie. Si vous avez, par hasard, ouvert un œuf de poule ayant subi quelque temps d'incubation, vous aurez vu, à peu de profondeur au-dessous de la coquille, une tache bleuâtre ou grisâtre, ovale et de peu d'épaisseur. (Fig. 35, E). C'était la première trace de l'embryon. Un peu plus tard, vous y auriez aperçu une raie médiane plus claire. C'eût été le rudiment des premières vertèbres. Ensuite quelques vaisseaux sanguins se seraient dessinés, et l'une des extrémités aurait présenté une ébauche de tête. L'embryon vous serait apparu comme couché sur l'œuf, le dos tourné vers la coquille, le ventre du côté du jaune et en rapport avec lui. Cette position est aussi celle de l'embryon humain. Ces premières ébauches du corps en formation sont les mêmes pour lui que pour le poulet. Cependant l'œuf humain ne présente pas une provision de vitellus si considérable, et cela

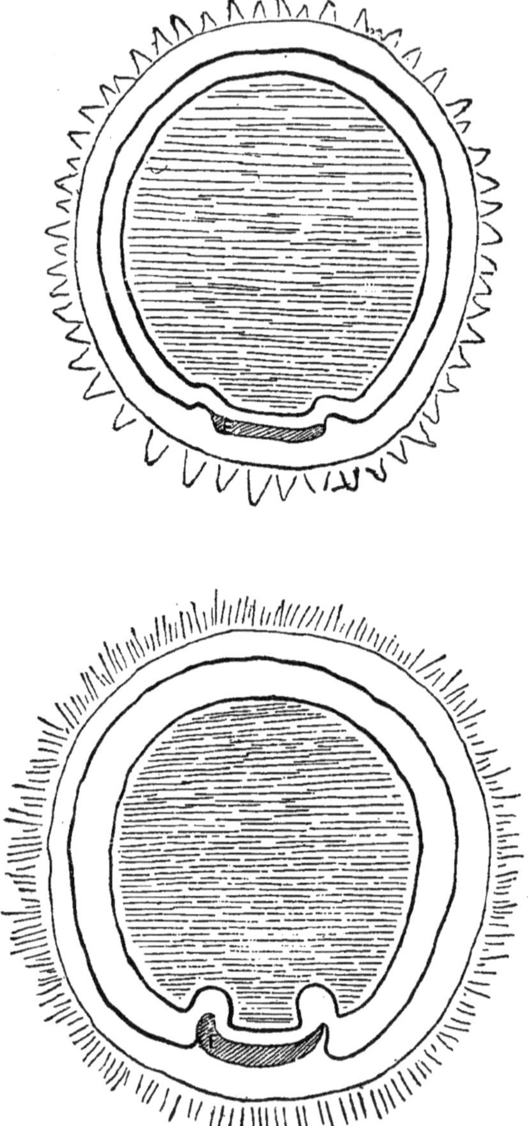

Fig. 35 — Coupe de l'ovule et de l'embryon.

parce que la nature va le faire puiser directement aux sources de nourriture de la mère. En attendant que la communication soit établie, l'embryon se nourrit des matières contenues dans une vésicule en rapport avec son ombilic et au sein de laquelle des vaisseaux contractiles établissent une circulation. C'est la *vésicule ombilicale* (Fig. 36, v); un premier vestige de cœur fait parvenir la substance nutritive dans tous les points du petit disque qui sera un jour un homme. Ce disque, d'abord placé près de la surface de l'œuf, commence à

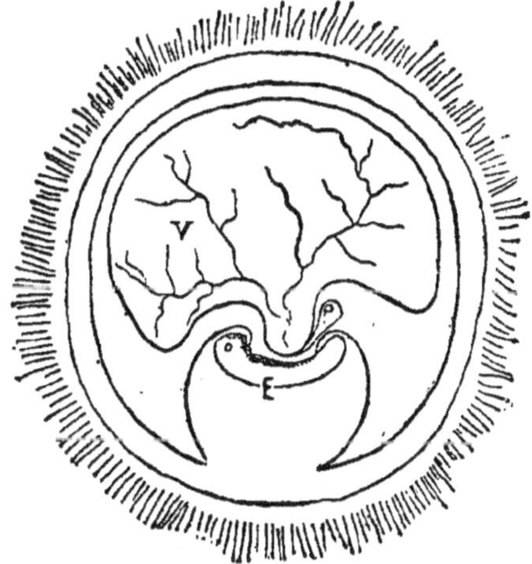

Fig. 36. — Développement d'un embryon humain : ᴇ, embryon ; v, vésicule ; ᴘ, origine du placenta.

s'y enfoncer en se recourbant en avant. (Fig. 35 et 36). La masse de l'œuf, sur laquelle il est couché, fait saillie à sa tête et à sa queue comme un bourrelet qui déborde du côté du dos et grossit à mesure que l'embryon s'enfonce. Bientôt les deux bourrelets se rejoignent, et le petit être se trouve comme enseveli dans un coussin qui le recouvre de toutes parts. Ce coussin va être rendu encore plus parfait pour sa protection, par un procédé tout moderne, celui des matelas de caoutchoucs remplis d'eau. Il se remplit d'un liquide, les eaux de *l'amnios*, qui le distendent, et il devient un véritable coussin d'eau protégeant le petit enfant en formation contre tous les contre-coups du dehors. Mais pendant ce temps, la provision de nourriture diminue, la vésicule se resserre (fig. 37 et 38, v), et à côté d'elle, on voit surgir de l'abdomen du fœtus un nouvel organe qui croît à mesure qu'elle diminue et, peu à peu, prend toute la place. (Fig. 37 et 38, p). C'est lui qui va être le trait d'union avec le sang maternel. Dans sa rapide croissance, cet organe arrive bientôt à la surface de l'œuf, la traverse et pousse au dehors des racines vasculaires qui pénètrent dans les parois de l'utérus maternel et s'y enfoncent. (Fig. 39, p). Là, elles vont rejoindre les veines et les artères qui y font circuler le sang. Par l'enchevêtrement de ces deux réseaux

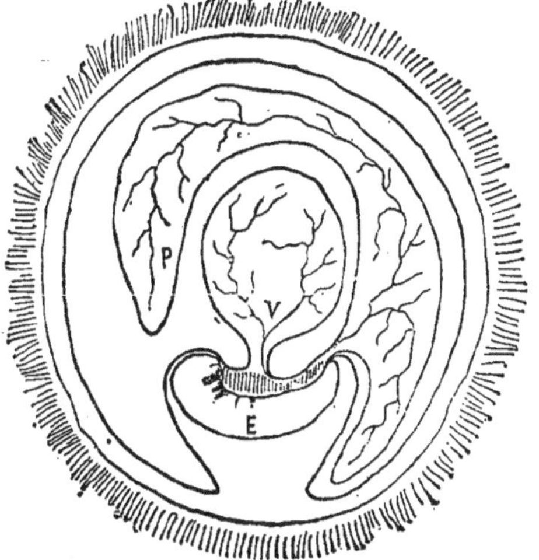

Fig. 37.

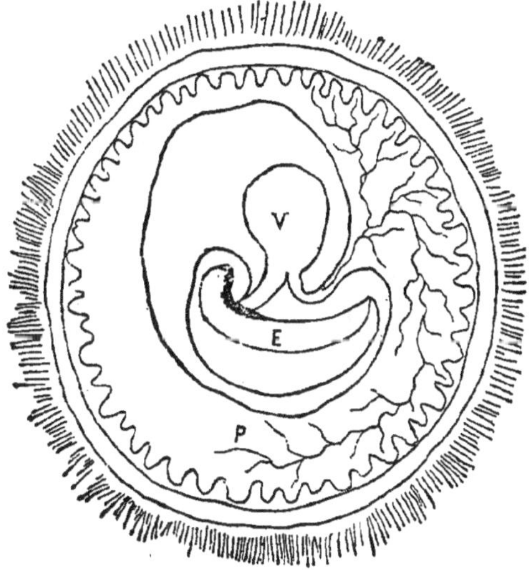

Fig. 38.

de vaisseaux, ceux de la mère et ceux venus
de l'enfant, il se forme un tissu particulier,
lâche, semé de lacunes, où le sang maternel
afflue abondamment, et où viennent flotter,

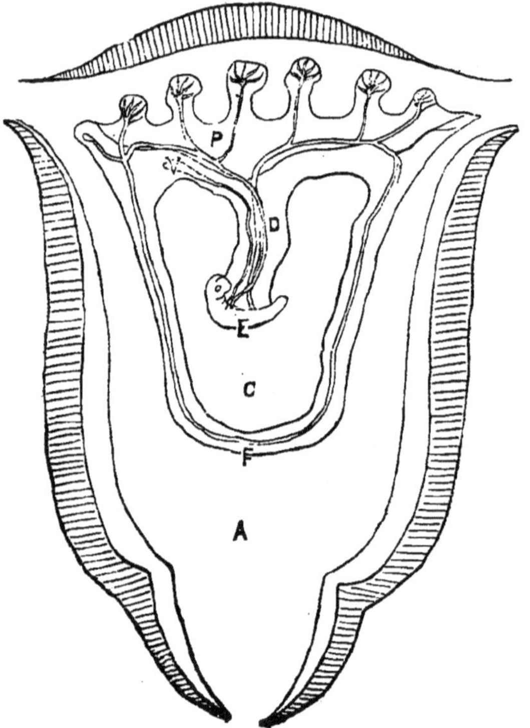

Fig. 39. — Embryon et ses enveloppes dans l'utérus
maternel au 3ᵉ mois de la conception : E, embryon ;
D, cordon ombilical ; P, placenta ; C, eaux de l'amnios ;
F, enveloppes de l'œuf ; A, cavité de l'utérus.

comme des anses, les vaisseaux issus de l'embryon et en rapport avec lui. Ce n'est que par
filtration à travers les parois vasculaires que

s'établit la communication. La nature a donc
ménagé une barrière protectrice, sorte de filtre
entre la mère et l'enfant, afin de mettre celui-
ci un peu à l'abri des influences pernicieuses
que le sang maternel pourrait trop aisément
lui transmettre, s'il se déversait en lui directement. Ainsi se trouve formé l'organe complet
du *placenta*, véritable racine de l'enfant au
sein de sa mère, s'étendant sur une surface
deux fois large comme la main et reliée à l'enfant par un cordon composé de deux artères
et d'une veine. (Fig. 39, D). A la faveur de ces
dispositions, la croissance se poursuit régulière
et graduelle ; les membres, qui se sont montrés
dès le quarantième jour, achèvent de se des-
siner. Au cinquième mois, l'enfant commence
à se mouvoir. Le cordon ombilical, d'abord
court, s'allonge et se contourne en spirale. En
même temps, la nature prépare les conditions
d'un avenir plus éloigné, et les mamelles de la
mère subissent les transformations préalables
à l'allaitement.

Dès le septième mois, l'enfant peut naître
viable, mais ne saurait être conservé qu'avec
des soins infinis. La durée normale de la grossesse est de dix mois lunaires. Pendant tout
ce temps, l'organisme de la mère est soumis

à une dépense considérable. Elle nourrit deux êtres de sa substance, et porte le poids de deux existences. Sans parler des nausées, souvent opiniâtres, qui accompagnent les premiers mois de la grossesse, la femme enceinte subit bien des incommodités, des fatigues, qui doivent lui assurer tous les égards.

Les ébranlements du système nerveux, les émotions, la crainte, doivent surtout lui être épargnés, autant pour elle-même que pour l'enfant qui en subirait tous les contre-coups. Une paix et un calme particuliers doivent entourer et pénétrer la vie d'une femme enceinte, et chaque mère doit suivre comme un devoir l'instinct qui lui en fait sentir le besoin.

La femme enceinte devrait avoir une vie tout à fait chaste. Les rapports sexuels ne sauraient exercer aucun effet bienfaisant sur l'enfant dont l'existence est incorporée si intimement à la sienne. J'ose dire que la satisfaction alors tout égoïste de désirs sensuels, qu'aucun but ne sanctifie, cesserait d'être pure et légitime, pour devenir simple avidité de sensation, étrangère, sinon contraire, à l'œuvre de la nature.

Les rapports sexuels pendant la gestation

ne sont point commandés par l'instinct, car les femelles de beaucoup d'animaux repoussent dans cet état les approches du mâle. En face du relâchement de nos mœurs et de la tolérance générale qu'y rencontre la sensualité, peu de médecins osent conseiller formellement la continence pendant la grossesse. Beaucoup de spécialistes s'accordent pourtant à reconnaître que nombre d'avortements n'ont pas eu d'autre cause qu'une excitation sexuelle intempestive. Mais, temporisant avec les idées et les mœurs courantes, on se borne en général à recommander la modération, ou si l'on prescrit une abstention complète, c'est que des accidents répétés en ont démontré l'urgence absolue.

Le temps n'est pas loin où l'on ne se contentera plus de semblables compromis. Une fois convaincus que ces rapports ne sont, pendant la grossesse, ni naturels ni bienfaisants, les époux élevés à l'école de la pureté sauront s'en abstenir. L'amour conjugal épuré ne trouvera pas ce sacrifice au-dessus de ses forces. La mère ne sera plus seule à avoir conscience de la sainteté de son état, et d'un commun accord, par une entente profonde, les époux tiendront pour sacrilège tout plaisir, toute recherche sensuelle, en un mot tout ce qui ne serait pas pour le plus grand bien du précieux enfant qui leur est confié.

A mesure que l'on s'approche du moment de l'accouchement, les organes se préparent à ce dernier effort. La tête de l'enfant étant la partie la plus pesante, elle se place naturellement vers le bas, dans la grande majorité des cas. Cette position est la plus propice à une issue facile. Le moment venu, le col de l'utérus devient élastique et commence à se dilater ; la poche des eaux, avant de se rompre, s'engage dans son orifice et par sa pression l'élargit progressivement. Les parois de l'utérus deviennent le siège de contractions réitérées, qui tendent à expulser son contenu. Enfin, les eaux s'écoulent, et presque aussitôt la tête de l'enfant s'engage, demandant parfois, pour effectuer son passage, des efforts prolongés. Mais la tête une fois dégagée, les voies sont ouvertes au reste du corps, qui suit en général sans peine. Le cordon ombilical est alors lié, puis sectionné, et l'on attend l'issue naturelle du placenta, qui est expulsé en général au bout d'une demi-heure. Tel est le cours normal de l'accouchement.

Quand l'abdomen de la mère est relâché par

de nombreuses grossesses, ou pour tout autre raison, il peut arriver que l'enfant se place dans une position moins favorable ; mais toutes les présentations possibles de l'enfant, comme chacune des anomalies qui peuvent surgir au cours de l'accouchement, sont prévues par la science de l'obstétrique, et pour chacun de ces cas, il est une méthode de procéder que le médecin possède. Il n'y a donc lieu de se livrer à aucune appréhension exagérée.

Il est cependant des accouchements impossibles, des bassins conformés de manière à ne pas livrer passage à un enfant à terme. Il est aussi des états de santé où l'organisme ne peut suffire à cet effort, et y succombe.

Dans ces états, la femme ne doit non seulement pas accoucher, mais elle ne doit pas concevoir. Il n'est pas de considération qui puisse justifier l'homme qui l'y expose. A vrai dire, le médecin peut interrompre la grossesse et provoquer en temps utile un avortement, lorsqu'il s'agit de sauver la vie de la mère ; mais cette intervention n'est pas sans danger et peut avoir sur la santé un retentissement grave et prolongé. Dans tous les cas où l'on prévoit un accouchement périlleux, on doit s'abstenir des relations conjugales. Ces états impropres à la maternité peuvent être transitoires et n'imposer qu'un délai momentané. Ailleurs, ce peut être un renoncement absolu, les maladies des reins, la tuberculose pulmonaire, par exemple, pouvant s'aggraver jusqu'à devenir mortelles sous l'influence d'une grossesse. Pour presque toutes les femmes, deux ou plusieurs grossesses qui se succèdent sans un intervalle suffisant, sont ruineuses pour la santé. Le délai nécessaire à l'organisme pour réparer ses dépenses varie suivant les constitutions, mais il n'est pas une femme qui puisse s'en passer impunément, et il devrait toujours s'écouler au moins une année entre un accouchement et une conception nouvelle.

Vous le voyez, même dans le mariage, la prévoyance est de rigueur, et doit intervenir pour juger de l'opportunité d'une conception (1). La sagesse et la conscience ont leur

(1) « Même en l'absence de conditions anormales, l'âge, l'état de santé, la nature des fonctions sexuelles chez la femme, et en particulier tout le processus de la reproduction imposent, dans nombre de cas. une grande modération. souvent même une abstention totale pendant un temps plus ou moins long. » D' Alfred Hegar, prof' de Gynécologie à l'Université de Fribourg, en Brisgau. *Der Geschlechtstrieb*, p. 154.

motà dire dans ce domaine, et la reproduction n'est point pour nous un phénomène mécanique et corporel seulement, subissant des nécessités aveugles.

Une fois admise en principe comme possible et même salutaire, la continence sexuelle trouvera des occasions de s'exercer jusque dans le mariage, et les époux se l'imposeront librement, spontanément, toutes les fois que leur conscience leur en montrera le devoir.

Nous traiterons dans les prochaines leçons du principe psychique qui les en rendra capables, et nous verrons à quel titre nous pouvons attendre de l'humanité qu'elle s'élève à ce niveau.

IV

L'élément psychique dans la Reproduction

Traitons maintenant de l'âme de notre sujet : son âme, c'est l'amour.

Nous croyons en Dieu. Nous confessons dans nos symboles qu'il est le Créateur de l'Univers, des choses visibles et invisibles.

Or, nos livres sacrés nous disent : « Dieu *est Amour.* » La création tout entière procède donc de l'amour. L'amour plane sur les origines de la vie, et accompagne sa transmission, présence voilée aux degrés inférieurs de l'échelle des êtres, présence glorieuse dans l'âme humaine ouverte à l'intelligence de son principe. L'amour, dis-je, est beaucoup plus qu'un attribut de l'homme : c'est le souffle de vie de la création. Comme tel, il doit pénétrer tout l'Univers et revêtir autant de manifestations que la vie a de degrés de conscience.

Mais, direz-vous, en est-il bien ainsi ?

Le monde n'est-il pas, au contraire, gouverné par la loi du combat ? N'avons-nous pas appris à voir, dans la *compétition*, le principe de l'évolution tout entière, l'agent même du progrès par la survivance du plus apte ? Au sein de cette lutte universelle, où donc se révèle, où donc plane le principe de l'amour ?

Le voici :

Pour se nourrir et se défendre, l'animal est isolé, indépendant de ses congénères, leur compétiteur et leur rival.

Pour se reproduire, il se voit forcé à rechercher son semblable ; il n'est fécond qu'en s'unissant à lui. Figurez-vous la sexualité absente, et chaque individu se reproduisant par lui seul : il n'y aurait alors que la lutte pour l'existence entre des êtres isolés. Leurs rapports se borneraient à se dévorer les uns les autres ; la guerre règnerait sans trêve dans le monde animal. Au contraire, voici qu'une attraction surgit, la première qui porte l'animal hors de lui-même et le force à désirer, à chercher un autre que lui. Ce mouvement vers l'union n'est qu'un simple appétit, un besoin aveugle, sans doute ; mais telle est la seule forme d'amour accessible à l'être inconscient ; c'est l'amour se traduisant en langage corporel pour se manifester à la chair.

Pour s'aimer un jour, il faut que les êtres se rapprochent. Avant de s'aimer, ils ne sauraient sortir que par besoin de leur isolement. Pour descendre jusqu'à ces formes obscures de la vie, l'amour doit donc devenir un besoin personnel, l'appétit étant la seule conscience dont ces êtres soient capables. Mais déjà sous cette forme purement matérielle, l'amour se manifeste comme un principe transcendant, puisque, là où il apparaît, il fait trêve à l'antagonisme et, contraignant à s'unir deux êtres ailleurs hostiles, fait sortir la vie de leur union.

Deux lois donc sont en présence. Deux forces, deux tendances opposées régissent la vie de relation, tendances qui sembleraient devoir s'exclure l'une l'autre, mais dont les actions, au contraire, se coordonnent. N'en est-il pas de même partout dans l'Univers ? Les

astres ne sont-ils pas soumis à deux lois :
l'inertie et l'attraction ? et n'est-ce pas de leur
coordination que résulte la grande harmonie
des cieux ?

Tout mouvement n'est-il pas le produit de
deux facteurs : une force et une résistance?

Les phénomènes de l'ordre physique, le son,
la lumière, la chaleur, ne procèdent-ils pas par
oscillations, par ondes successives, décompo-
sables en deux impulsions opposées ?

De même, dans l'histoire du monde animé,
il y a deux forces à l'œuvre : une loi de combat, qui préside à la subsistance des individus,
et une loi d'association qui les rapproche. La
concurrence vitale, d'un côté, favorisant les
forts, les vaillants, les habiles, assure, par la
survivance du plus apte, l'excellence des unités constitutives de l'espèce; d'autre part,
l'attrait entre les sexes, origine de la vie collective, tend à réunir ces unités entre elles.

Ces deux tendances contraires et essentiel-
les, la compétition et l'association, coopèrent
à la marche progressive du monde, et agissent
ensemble comme un couple de forces dont la
résultante est le développement providentiel
des races. Si l'intégrité des deux principes est
nécessaire au but à atteindre, leur rapport

doit varier pour chaque forme différente de l'être ; à chaque degré de conscience correspondra un éliquilibre différent, la compétition prédominant de beaucoup dans les formes rudimentaires, l'association s'affirmant davantage à mesure que l'animal s'élève dans l'ordre psychique. D'abord strictement limité aux rapports de fécondation, le principe de ralliement s'étendra de proche en proche, et avant même de franchir le seuil de l'humanité, il posera, dans la vie instinctive, les bases de la famille et de l'État.

On peut donc bien parler d'une évolution de l'amour. En même temps que la vie organique évolue et se développe dans la lutte, l'amour, principe de fécondité, comme une force de gravitation mystérieuse, pénètre le monde animé dans toute son étendue, et y fait régner l'harmonie.

Donnons quelques instants d'attention à chacune de ces deux lois, maîtresses de la vie.

C'est à l'école évolutionniste que nous devons la connaissance de la première. Darwin et ses successeurs ont démontré que la concurrence vitale et la sélection sexuelle ont pour mission d'assurer aux plus forts et aux plus beaux la survivance et la reproduction. Nous avons appris comment la prévalence assurée aux caractères favorables effectue l'adaptation des espèces aux changements de milieux. Tels les lièvres deviennent blancs dans les plaines de la Sibérie, parce que la blancheur les dérobe aux yeux de leurs ennemis ; telles les Phasmidées tropicales affectent un aspect identique à celui des feuilles mortes, parmi lesquelles ces insectes élisent leur domicile. Une variation utile, accidentelle, a-t-elle assuré à son possesseur l'avantage dans la concurrence, elle se transmet, héréditaire, à ses descendants, et devient un trait acquis à la race.

Au contraire, un organe devient-il inutile dans des circonstances données, on le voit dégénérer ; ainsi sont devenus aveugles des crustacés confinés dans l'obscurité des cavernes souterraines, tandis que leurs semblables, vivant en plein jour, conservent une vue normale. Ainsi l'on voit réduit à néant, chez les espèces parasites, l'appareil digestif tout entier, devenu superflu.

Les formes organiques sont donc variables; elles se modifient graduellement par la loi d'adaptation. Une espèce aquatique voit-elle tarir peu à peu les eaux qui font sa demeure, elle ne périt pas tout entière ; quelques individus s'habituent aux nouvelles conditions d'existence : leurs branchies se modifient et s'adaptent à la respiration aérienne jusqu'à devenir, si l'état des choses se prolonge, de véritables poumons (1).

Se basant sur ces observations, Darwin formula la thèse du transformisme, suivant laquelle toutes les espèces animales seraient issues les unes des autres, et proviendraient de quelques types primordiaux rudimentaires. L'homme ne serait point exclu de cette filiation, mais en constituerait le dernier degré.

Cette doctrine, devenue l'âme de l'anatomie comparée, a pénétré de son influence toutes les branches de la science contemporaine. Mais lors de son avènement, elle souleva des oppositions passionnées ; le public religieux la dénonça comme impie ; ceux d'entre nous qui n'étaient plus des enfants, il y a vingt ans, se souviennent des tempêtes qu'elle déchaîna. Il fallait alors s'armer de courage pour parler

(1) Karl Semper. *Animal Life*. London, Kegan Paul, Trench, Trübner et C°. 1890 (pages 188 et suivantes).

de l'évolution. Y croyait-on ? le monde religieux vous frappait d'anathème. En doutait-
on? le monde scientifique vous écrasait de son
mépris. Parmi ceux qui croyaient avoir Dieu
à défendre, beaucoup négligeaient jusqu'à la
connaissance des idées contre lesquelles ils
s'élevaient. D'autre part, les adeptes de la
nouvelle doctrine étaient souvent plus darwi-
nistes que Darwin, et leur ardeur les portait
hors des justes limites où s'était retranché ce
grand observateur. Ils voyaient dans l'évolution la clef de tous les mystères de la nature ;
elle avait résolu l'énigme de la création : il n'y
avait plus de création, la vie avait évolué
spontanément de la matière.

Le temps atténua cette exaltation, et dans
les deux camps, les esprits se calmèrent. On
vit surgir des hommes religieux d'assez de foi
pour regarder sans terreur ni parti pris les
nouvelles découvertes de la science. Sem-
blaient-elles en contradiction avec leurs idées
traditionnelles, ils surent se dire : « Quand
deux vérités en présence semblent opposées,
c'est qu'il en est une troisième, restée dans le
secret de Dieu, qui se révèlera pour les concilier » (1).

(1) Mme Swetchine.

Des prédicateurs chrétiens, comme Beecher, se rattachèrent ouvertement à la doctrine du transformisme ; d'autres se maintinrent dans l'expectative, trop confiants en Dieu pour douter du triomphe de la vérité.

« Admettre les faits acquis à la science, auraient-ils dit avec Charles Kingsley (1), nous ne nous bornerons pas à les admettre seulement ; ils nous seront sacrés ! Toute la lumière que la science peut jeter sur le passé, nous la saluerons comme procédant de l'auteur de la lumière. L'ignorer, ou ne l'accueillir qu'avec méfiance, ce serait un péché contre Lui ! Surgit-il des spéculations saisissantes, comme celles qui ont récemment soulevé tant de controverses (2), nous les écouterons volontiers, nous les vérifierons patiemment, nous les corrigerons si c'est nécessaire et, une fois démontrées, nous croirons que ces lois ont opéré et opèrent comme des facteurs dans les grandes méthodes de Celui en qui nous avons la vie, le mouvement et l'être. »

En même temps que l'opposition aveugle,

(1) Discours d'introduction à la Conférence inaugurale sur la science de l'histoire, à Cambridge.

(2) L'orateur fait ici allusion à la doctrine de Buckle sur les agents matériels de l'évolution historique des peuples.

l'enthousiasme excessif se modéra, et la science procéda, sereine, à ses investigations. Se précisant, se corrigeant elle-même à la lumière de chaque fait nouveau, la doctrine de l'évolution ne resta pas stationnaire. Les travaux de Pasteur portèrent le coup de mort à l'hypothèse de la génération spontanée ; il prouva que jamais, dans la nature, un être vivant, fût-il le plus rudimentaire, ne surgit en l'absence d'un germe, provenant lui-même d'un autre individu. A la suite de ce grand investigateur, la microbiologie contemporaine a relégué au rang des superstitions du passé l'idée d'une occurrence fortuite de la vie. L'horizon des origines a reculé vers l'infini, et les triomphes prématurés du matérialisme se sont évanouis ; il ne se tient pas pour battu, cependant, il allègue que les conditions physiques des premiers âges de la terre pouvaient différer assez des nôtres pour effectuer ce qui est impossible aujourd'hui ; mais se retrancher derrière cette hypothèse, c'est, de l'aveu de tous, abandonner le terrain scientifique, car la science ne s'aventure pas dans un domaine qui échappe à toute constatation.

L'étude plus approfondie de l'hérédité fit surgir d'autres objections. Cette étude est encore hérissée de problèmes, et fait l'objet des recherches de toute une école de naturalistes. Les variations même accidentelles devaient, suivant la thèse du transformisme, devenir l'héritage de la race et la source de ses modifications. Or, l'on conteste précisément aujourd'hui que les caractères individuels acquis soient transmissibles. Malheureusement, rien n'est plus difficile que de soumettre cette question au critère de l'expérience. L'évolution comporte des durées immenses, auprès desquelles nos vies ne sont rien, et les données que nous fournit l'histoire de la terre, celle des animaux et celle de l'homme, sont encore incomplètes et souvent contradictoires. C'est pourquoi le voile s'étend, le doute plane encore sur cette grande thèse qui ne saurait être démontrée définitivement, tant qu'on n'aura pu reproduire à volonté aucun des phénomènes supposés.

De nos jours, le mouvement des esprits est en réaction contre le matérialisme. L'évolution, sans avoir perdu le terrain conquis, ne paraît plus suffire à expliquer à elle seule tout le développement de la vie. A côté de son action, des penseurs, des philosophes recherchent celle d'autres facteurs ; du sein même de l'école évolutionniste surgissent des savants qui admettent l'existence d'un principe spiri- tuel immanent dans toutes les créatures. On s'essaie à formuler une loi d'altruisme instinc- tif, dans les termes d'une *lutte pour l'exis- tence d'autrui* (1) ; en même temps, la cons- cience populaire se rassure. Elle s'insurgeait contre l'Evolution, tant qu'on la représentait comme seule à l'œuvre. Notre sens moral se refusait à voir le plan de la création reposer tout entier sur la lutte pour l'existence ; nous ne pouvions admettre que l'égoïsme fût le seul facteur du progrès ; c'eût été proclamer un antagonisme flagrant entre la loi biologique et la loi morale.

Au contraire, l'idée d'un dualisme dans nos origines semble innée à l'esprit humain ; les mythes profonds des religions antiques en contiennent tous des traces, sous leurs sym- boles cosmiques divers ; elle seule répond à l'expérience que nous avons de nous-même, de la dualité mystérieuse de nos tendances, de nos impulsions, des mouvements de notre volonté; il ne faut point une initiation excep- tionnelle au sens de nos livres saints pour l'y voir inscrite à chaque page.

(1) Drummond, « The Ascent of Man. »

Quelles que soient les étapes et les voies par lesquelles ait passé notre développement, la Terre est notre mère. Mais elle n'est pas notre seule origine. Il reste notre parenté avec Dieu. L'une n'exclut point l'autre, et celui auquel il fut dit : « Tu es poudre » (1) est aussi nommé « Adam, fils de Dieu » (2). Apprenons à comprendre la mission que nous confère cette double origine et que, seuls dans la nature, nous sommes aptes à remplir. Pour cela, portons maintenant nos pensées sur cet autre principe qui est, à l'origine de notre être, le principe d'association et d'amour ; voyons comment il s'incorpore aux formes progressives de la vie, quel est son but et quelle place nous est assignée dans son œuvre.

Pour mieux préciser les traits que l'amour revêt en nous, pour discerner ceux de ses éléments qui nous appartiennent en propre, commençons par l'observer au degré qui précède le nôtre. Voyons en quoi consiste l'*amour animal*.

L'épanouissement de la vie psychique ne suit point, dans l'échelle des êtres, une marche

(1) Genèse III, 19.
(2) Luc III, 38.

parallèle au développement des organes. Les instincts élémentaires d'où sortira la famille animale se trouveront épars, ici et là, parmi les espèces, isolés ou réunis, les uns fréquents, les autres exceptionnels. Telle espèce, comme l'abeille, laissera loin derrière elle, par son degré d'intelligence, des animaux qui lui sont supérieurs dans l'évolution, notamment plus d'un vertébré. Au contraire, certaines espèces d'un rang élevé dans la série témoigneront de moins d'intelligence que leurs inférieures ou leurs égales. Mon intention n'est pas d'analyser ici le cours du développement psychique des animaux, ni d'en préciser les étapes successives, mais bien d'énumérer les traits par lesquels se manifeste chez eux la vie de relation. En notant ses caractères dans la vie instinctive, il s'agira pour nous non seulement de discerner quelques-unes des lois primitives de l'amour, mais aussi d'établir une distinction entre ses manifestations inconscientes, impulsives, et celles qui relèvent de nos facultés supérieures, du domaine humain proprement dit.

Cette distinction n'implique aucun mépris pour la vie animale. En désignant tel ou tel trait comme inhérent à l'amour animal, je ne prétends point que nous ayons à rougir de le retrouver en nous-mêmes. Participants de la vie animale, nous nous attendrons sans doute à en subir les impulsions, pour autant que la civilisation ne les aura pas altérées. Dans l'ascension des êtres, le point d'arrivée de l'animal ne saurait être que notre point de départ; mais ce point de départ, dans son obscurité, nous le méditerons avec respect, parce que l'instinct, lui aussi, sort des mains de Dieu, et parce qu'il est, au sein de la créature passive, la dictée fidèle, le document authentique de la pensée du Créateur.

L'insuffisance des matériaux nous empêche de chercher, dans les espèces rudimentaires, les premiers traits de la vie de relation. Les mœurs des Invertébrés, à l'exception des Insectes, n'ont pas, à ma connaissance, été étudiées à ce point de vue. Mais nous sommes familiers avec les espèces supérieures.

Avez-vous jamais observé chez les oiseaux le désir de plaire? Avez-vous vu un pigeon passer et repasser, en se pavanant, sous les yeux de la femelle dont il veut attirer l'attention, se rengorgeant, se faisant valoir avec de petits sons roucoulants? Voilà bien, s'il vous plaît, la *coquetterie*, mais notons qu'elle est ici le privilège du mâle. C'est donc chez lui qu'elle est naturelle, risible à nos yeux, mais justifiée par la nature des choses.

Nous avons changé tout cela! Pourquoi? Il serait difficile de le dire, mais quoi qu'il en soit, ces manèges ne sont donc point l'apanage exclusif de la femme, moins encore un trait inhérent à sa nature, essentiel à son charme, comme l'insinuent des flatteurs de mauvais aloi; ils relèvent tout humblement du domaine où les oiseaux sont nos égaux. Cependant, ces virtuosités dans l'art de plaire témoignent que dans l'amour la violence n'a rien à faire. C'est ici le règne de la *persuasion*; il s'agit d'obtenir une préférence, d'inspirer un attrait spontané, d'être l'objet d'un libre choix. De la part du mâle, effort pour plaire; de la femelle, libre consentement, telle est la loi des convenances... chez les oiseaux!

Les amours, chez les animaux, ne sont point la chose mécanique, automatique, que peut-être il vous semble. Ils ont leurs incidents. La femelle n'est point de conquête toujours facile. Epouse, elle accepte ou refuse les avances de son compagnon comme il lui plaît, ou plutôt comme son instinct le lui dicte. On la voit se montrer fort péremptoire et repousser rudement une cour intempestive. J'ai dit que la femelle de nos animaux domestiques ne supporte aucune approche dès qu'elle a conçu. Ce refus sert à l'éleveur de moyen infaillible pour constater la conception. L'instinct ne connaît donc point de compromis. Les besoins de plaisir du mâle n'entrent point en compétition avec l'intérêt de la femelle et des jeunes; ils lui sont subordonnés purement et simplement. C'est bien à la femelle qu'il appartient de faire respecter cette loi, car le mâle peut continuer ses avances, mais la mère ne se trompe pas sur son état, et ne se laisse ni intimider, ni fléchir.

Chez plusieurs peuples non civilisés, les traces de cet instinct se retrouvent. Parmi les Shawanese, dit Westermarck (1), aussitôt qu'une femme se sait enceinte, les droits du mari sur elle sont suspendus, et la continence est religieusement observée. L'interruption des rapports conjugaux se prolonge même assez longtemps après l'accouchement.

Très communément, parmi les peuples sauvages, l'époux doit cesser de cohabiter avec sa femme jusqu'à ce qu'elle ait sevré son en-

(1) Histoire du mariage.

fant. Et cette prohibition est d'autant plus sévère que l'allaitement dure, en général, 2, 3 ou 4 ans et parfois davantage.

Parmi les Makondes de l'Afrique orientale, dit M. Joseph Thomson (1), quand une femme est enceinte, elle vit entièrement séparée de son mari jusqu'à ce que l'enfant sache parler. On croit, en effet, que négliger cette précaution serait faire courir à l'enfant des risques de maladie ou de mort.

A Fidji, les parents d'une femme se tiennent pour insultés, si elle redevient mère avant que les 3 ou 4 ans d'usage ne soient écoulés depuis la naissance de son dernier enfant (2).

Une complaisance passive et sans conditions n'est donc pas, dans la vie instinctive, la loi de l'épouse.

Chez les animaux à l'état libre, la reproduction n'a pas lieu en toutes saisons. Elle se limite à l'époque de l'année la plus favorable, — non aux amours — mais à l'entretien et à la sécurité des petits. Là aussi, c'est le *but* qui *commande en maître* et auquel tout se subor-

(1) Notes on the Basin of River Rovuma in Proc. Roy. Soc. N. S. vol. IV, p. 75.

(2) Suman Viti, p. 191.

donne. Dans l'intervalle entre les saisons des amours, les mâles ne sont point tourmentés de besoins sexuels intempestifs; leurs testicules cessent de produire.

Sur le plan instinctif, la nature ne connaît donc pas de conflit entre les instincts et leur but; si, chez l'homme, il surgit entre eux un antagonisme, il n'est que le résultat de la vie civilisée. Certains peuples sauvages, notamment les Indiens de Californie, ont encore, eux aussi, des saisons de reproduction. Westermarck étudie les causes diverses qui, dans l'humanité, ont peu à peu effacé les traces de cette périodicité en lui substituant l'aptitude à se reproduire en tout temps. Cette analyse même prouve que la fonction génératrice est susceptible d'adaptation dans un sens ou dans un autre, et se plie aux nécessités d'ordre supérieur.

La vie conjugale des animaux comporte non seulement une association corporelle, mais encore une *collaboration* aux mêmes travaux. Les oiseaux, les castors, certains poissons sont constructeurs; mâle et femelle travaillent ensemble à bâtir la demeure de famille. L'époux se dépense pour le bien des siens, et n'en laisse point toute la charge à sa compagne, mais en revanche, celle-ci partage en tout ses labeurs. Valide, elle est l'égale et la compagne du mâle, et ne lui cède en rien en courage devant l'ennemi, en industrie, ni en zèle. L'instinct ne l'exclut d'aucun des domaines qui concernent son époux. La maternité vient-elle lui conférer des charges extraordinaires? S'agit-il de couver les œufs, d'allaiter les petits? Le mâle alors se met à son service, lui procure sa nourriture, et lui chante ses plus douces chansons

Voilà de l'amour qui déjà ressemble au nôtre et nous paraît intéressant! C'est qu'il contient autre chose qu'une avidité de plaisirs. Il témoigne d'une union vraie, où participent, outre le corps, le cœur, l'intelligence et l'activité. Les pigeons s'aiment «d'amour tendre» et s'unissent tout entiers, corps et âme d'oiseau. Ils sont même fidèles à celle qu'ils ont choisie. Oui! il n'est pas jusqu'à la *fidélité* dont le monopole ne nous échappe. Agitation, cris d'angoisse, recherches, appels prolongés si l'un des époux vient à manquer, indifférence pour les autres, répugnance à remplacer le compagnon perdu.

Mais ne nous attendrissons pas outre mesure! Passons aux ombres du tableau. *La jalousie*, sournoise ou furieuse, sanglante, meurtrière, l'instinct du propriétaire s'érige en maître et défend par la violence ce qu'il croit être son bien. Alors se déchaînent toutes les brutalités et les cruautés, non seulement entre rivaux, mais envers la femelle elle-même objet de leurs convoitises; alors, dans cette lutte à laquelle il a donné lieu, disparaît l'intention première du rapport des sexes; la compétition entre en scène et s'affirme, menaçant de vaincre l'amour sur son propre terrain. Quelle sera l'issue de ce conflit? Comment l'amour prévaudra-t-il? — En s'étendant à un nouveau cycle.

L'union des sexes n'est à l'amour qu'une racine obscure, organique. Une racine ne subsiste qu'en produisant une plante; elle ne vit même qu'à ce prix; en s'épanouissant hors d'elle-même, elle maintient sa propre existence. L'amour sexuel, lui aussi, s'abîmerait dans la compétition, et laisserait échouer la mission qui lui incombe, si un rapport nouveau ne lui était adjoint, rapport issu du premier, son corollaire naturel, mais plus élevé dans l'ordre psychique, plus étendu dans son objet, et qui sauve les destinées de l'amour en portant plus loin son essor.

L'amour maternel apparaît. Dès son avènement, il revêt un attribut supérieur. Le *désintéressement* fait avec lui son entrée dans la vie animale. Tout a été dit sur l'amour maternel des animaux, sur ses patients labeurs, ses prévisions inconcevables, ses sacrifices. Beaucoup se sont émus à le contempler, voyant en lui l'action d'une mystérieuse et bonne Providence. En vain a-t-on voulu démontrer que dans quelques cas, comme l'allaitement, les soins donnés aux jeunes peuvent être liés pour la mère à un soulagement corporel, qu'elle peut être sollicitée par un besoin physique à couver, à nourrir ses petits. Cette corrélation, si elle existe, n'ôte pas à l'amour maternel son caractère de dévouement. On a vu cet amour triompher, au sein de l'animal, de l'instinct tout puissant de sa propre conservation. On voit des mères affamées se priver de nourriture pour leurs petits; on en voit se faire tuer pour les défendre. Or, tandis que les traits de tendresse et de fidélité conjugales n'apparaissent qu'assez haut dans la série et dans certaines espèces seulement, l'amour maternel se répand comme un caractère général sur l'immense majorité des êtres.

C'est donc bien un progrès, une évolution qu'a subie l'amour en entrant dans ce nouveau cycle. La nature indique cette prééminence en faisant prévaloir l'amour maternel sur l'amour sexuel, toutes les fois que ces deux instincts entrent en conflit. Dans la marche graduée de cette évolution, l'amour s'oriente vers l'altruisme, et c'est la forme de solidarité la plus étendue qui prime sur la plus restreinte.

A ces deux rapports primordiaux, bases de la famille animale, un troisième vient se joindre : *l'amour paternel*. Ses traits sont moins accentués, moins universels, les exemples en sont plus rares, mais cela ne doit pas nous étonner : le lien corporel du parent à l'enfant doit rester plus inconscient au père qu'à la mère ; il ne peut prendre vraiment conscience de lui-même qu'à l'aide de la pensée. Néanmoins, ceux qui soutiendraient que ce lien est artificiel ne trouveraient pas leur sanction dans la nature. Les pères des oiseaux, comme leurs mères, s'évertuent à leur apporter la becquée. Le jars mène sa famille au pâturage ; pénétré de l'importance de son rôle, il marche gravement le premier, le cou tendu, explorant des yeux l'horizon, et s'assurant de la sécurité du chemin. Chez certaines espèces d'autruches, c'est le mâle qui couve les œufs, tandis que la femelle court en liberté. Le crapaud, mâle de la pipa, reçoit un à un les œufs au moment de la ponte, et les place non sans peine sur le dos maternel, dont la peau se boursoufle autour d'eux, leur formant des alvéoles, sortes de loges où chacun d'eux atteint sa maturité, et qui servira ensuite aux jeunes de domicile. Le crapaud accoucheur est un père encore plus dévoué. Il entortille autour de ses jambes le chapelet formé par les œufs agglutinés, puis, ainsi chargé, il s'enfonce dans la terre humide, et ne se débarrasse de son fardeau que lorsque les œufs sont complètement développés. Ces faits isolés et d'autres analogues suffisent à démontrer la nature instinctive du rapport paternel et à prouver qu'il est, lui aussi, inhérent à la famille naturelle.

Sans quitter le règne animal, nous voyons la vie d'association s'étendre encore et se manifester par des collectivités plus larges que la famille. Les animaux s'organisent en sociétés, s'adaptent à un gouvernement, obéissent à des chefs. Parfois, ces associations n'ont qu'un but temporaire, comme celles des oiseaux de passage en migration. Il est curieux d'assister à l'organisation d'un vol de cigognes. De tous les points de l'horizon, on voit arriver à tire d'ailes ces beaux oiseaux, dans une prairie, désignée évidemment d'avance. Là, gravement, ils mettent pied à terre et se disposent en grand cercle, puis commencent les conciliabules. Ce sont des clapotements de becs, apparemment de grands discours, on dirait une assemblée délibérante. Les plus âgés ont la préséance, ils semblent trancher les questions. Parfois des contestations s'élèvent; il y a vacarme, vociférations. Les oiseaux battent des ailes, marchent à grands pas de ci de là, puis l'agitation se calme, et les clapotements de becs reprennent leur cours. On peut se convaincre que ce ne sont pas des bavardages sans conséquence, car, à l'issue des pourparlers, au moment de se mettre en route, on a vu l'assemblée se saisir de pouvoirs judiciaires et procéder à la mise à mort de tous les jeunes incapables d'affronter le voyage.

Les araignées des pays chauds pratiquent la vie collective sous plusieurs formes. Les unes s'associent fortuitement, et enchevêtrent leur toile, soit pour l'hivernage, soit au-dessus des ruisseaux, pour plus de solidité. D'autres, les épeires (*Epeira Bandelieri*), vivent isolées, mais au moment de la ponte, les femelles se réunissent pour construire en commun, sur un buisson, une grande coque de tissu jaunâtre et laiteux, dans laquelle elles s'enferment pour pondre et fabriquer leurs cocons.

L'anélosime *(Anelosimus socialis)* a des associations plus durables; plusieurs centaines ou milliers habitent une grande toile commune, s'y rencontrent, s'y palpent, et se mettent quelquefois en nombre pour dévorer une proie volumineuse.

Enfin, chez l'ullobore *(Ulloborus republicanus),* des colonies de plusieurs centaines de membres construisent une toile immense dont le centre est le plus épais, tandis que le pourtour est divisé en rayons, construits et habités chacun par un seul individu. Toutefois, les femelles se tiennent sur le réseau central et y pondent simultanément, chacune faisant la garde à côté de son cocon, à quelques centimètres les unes des autres.

La socialité de ces araignées a donc plusieurs degrés. Temporaire et limitée à l'époque de la reproduction chez les épeires; chez les anélosimes, basée sur un travail en commun, semblable pour tous les individus de la république; enfin, chez les ullobores, le travail commun laissant subsister une certaine dose de travail individuel et d'indépendance (1).

Toutefois, l'animal n'est point initié sans sacrifices à ce cycle plus étendu. A leur tour, les intérêts sociaux réclament la prépondérance sur ceux de la famille. Chez les abeilles, les fourmis, les termites, l'Etat, très fortement constitué, demande la plus grande abnégation. Les ouvrières perdent leur sexe en prenant rang de citoyen, et ne servent la communauté qu'en devenant impropres à la famille.

Plus haut dans l'échelle, l'individu maintient son intégrité. Beaucoup de mammifères vivent en troupeau à l'état sauvage, et les buffles, les antilopes, les éléphants établissent chacun à leur façon l'équilibre entre les intérêts publics et privés.

Jusqu'ici, tous les rapports animaux n'ont eu qu'un but utilitaire, la reproduction, la conservation, la défense, ou les intérêts du travail. Mais n'est-il pas des exemples d'affections spontanées, sans cause extérieure, de véritables *amitiés* d'animaux ?

N'avez-vous pas été témoins de singulières

(1) Henri Coupin (*l'Illustration* du 23 décembre 1893), cité des observations de MM. Berg et Holmberg et d'un récent voyage d'Eugène Simon au Venezuela.

prédilections entre chattes, ou même, ce qui est plus étrange encore, entre chien et chat? Ces amis se tiennent fidèlement compagnie, reposent au même endroit, se viennent en aide dans leurs occupations, et semblent avoir des moyens de s'entretenir.

Et ces traits de *compassion* pure et simple, de service rendu à un semblable, dont les héros sont des chiens, et qu'on ne pourrait désigner comme ils le méritent qu'en les appelant des traits d'humanité? Ce chien errant blessé, soigné par un médecin de campagne, qui, longtemps après avoir repris la clef des champs, revient à la porte hospitalière, amenant cette fois un compagnon malheureux...

J'ai vu même des poules rendre service à leur prochain. Lorsque j'habitais la campagne, je voyais quelquefois au poulailler une mère fatiguée des soins d'une trop nombreuse couvée. Sa crête flasque et pâle, ses plumes hérissées, son agitation montraient qu'elle ne pouvait plus suffire à sa tâche. Aussitôt la servante, par un moyen qui resta son secret, persuadait à une autre poule, jeune et sans famille, d'entrer au service de sa compagne et désormais l'on voyait les deux poules amies se partager la besogne, suivre ensemble les poussins, les rappeler, veiller sur eux et ne les plus quitter ni l'une ni l'autre, jusqu'à ce que leur éducation fût terminée.

Enfin, avez-vous jamais médité sur l'amour mystérieux que les chevaux, les chiens sur- tout, portent à leurs maîtres, cette *vénération* et cette confiance qui ne se rebutent jamais, cet abandon, qui semblent témoigner d'une véritable foi dans notre justice, d'une con- science profonde de notre supériorité ? Avec quelle émotion n'ai-je pas vu les chiens qui servaient aux expériences de laboratoire, ac- cueillir le professeur lorsqu'il visitait leur chenil, lui lécher les mains, bondir autour de lui, témoignant de leur affection de mille ma- nières, en dépit des souffrances dont ils devaient avoir conservé le souvenir !

N'y a-t-il pas dans cet attachement quelque chose de religieux, n'est-ce pas comme une adoration dont nous serions les objets et, trop souvent, les objets indignes ? Les compren- drons-nous jamais, les connaîtrons-nous seu- lement un jour, ces amis muets, compagnons journaliers de notre vie, ou resteront-ils tou- jours pour nous la plus grande des énigmes de la nature ?

Quoi qu'il en soit, nous venons de constater, profondément enfouies au sein de leur vie inconsciente, toutes les bases de l'édifice de solidarité qui, chez nous, doit atteindre à ses pleines proportions.

En passant le seuil de l'humanité, que va devenir l'amour ? Quels traits vont s'ajouter à lui ? Quels attributs nouveaux, quelles dignités va-t-il acquérir ? De quelles lumières va s'éclairer sa marche ascendante, sa progression de cycle en cycle vers son but final, la solidarité de toutes les créatures ?

V

L'élément psychique dans la Reproduction (*suite*)

Caractères humains de l'amour. — La liberté et ses conséquences, la connaissance et ses obligations. — Le rôle du
plaisir dans les fonctions physiologiques. — Mission de
la volonté. — Erreurs et ignorances dans son exercice. —
Le devoir d'obéir et celui de commander. — Education
de l'amour par l'amour. — Son ascension graduelle hors
des limites où le confine l'égoïsme. — Caractères divins
de l'amour révélés par le Christ. — Rédemption de l'amour
et accomplissement de ses destinées.

Si des formes animales les plus élevées nous
passons à l'homme, la transition n'est pas
sans lacunes.

L'anthropologie suppose l'existence de types
intermédiaires qui auraient conduit l'évolution des simiens jusqu'à nous. Mais ce sont,
nous dit-on, des types disparus. Tout ce qui
les concerne reste donc jusqu'ici matière à
conjectures, et les matériaux d'une généalo-
gie nous font défaut. La psychologie ne nous

renseigne pas beaucoup mieux. Dès la plus haute antiquité, les philosophes se sont demandé ce qu'est notre âme. On a cherché à en préciser le lieu, la faculté distinctive, le mode d'activité. Après l'avoir logée à l'épigastre et dans la glande pinéale, on reconnut ses rapports intimes avec l'ensemble du cerveau. Mais ce fut pour se demander si le cerveau sécrète la pensée, ou s'il n'en est que le substratum.

Aujourd'hui comme autrefois, se manifestent deux tendances opposées. La première fait de toutes nos facultés des propriétés du protoplasme, des modes de mouvement de la cellule nerveuse, comparables aux radiations électriques ou caloriques. L'autre proclame l'existence d'une force immatérielle, dont la nature échappe aux constatations des sens pour ne se révéler qu'à la conscience.

Pour les uns comme pour les autres, le nœud du problème est le lien qui nous rattache aux animaux. En effet, sous une forme rudimentaire, toutes nos activités psychiques se manifestent déjà chez eux. Nous constatons chez les animaux des symptômes de mémoire, de causalité, de déduction, d'observation, de prévoyance ; nous ne pouvons même leur refuser le langage, dans lequel, en désespoir de cause, quelques-uns ont voulu voir le trait distinctif de l'humanité et l'agent de son développement transcendant. Que ce soit par gestes ou par sons, il est indubitable que les animaux ont des moyens de s'entendre. Chacun de nous a pu voir des fourmis se communiquer des nouvelles. Un naturaliste américain a fait de singulières recherches sur le langage des gorilles. Témoin des ébats d'une mère et de ses petits, il eut l'idée de saisir par le phonographe les vociférations échangées. Reproduites ensuite mécaniquement, elles furent suivies de signes d'intelligence, de nature à permettre quelquefois d'en conjecturer le sens. Il n'est donc pas aisé de tracer entre les animaux et nous une ligne de démarcation absolue. Quelque énorme que soit la différence, elle n'est qu'une différence de degré.

Dans cette constatation, les deux partis se rencontrent ; mais tandis que l'école matérialiste dit : il n'y a point d'âme, et l'être humain n'est qu'un animal développé, les spiritualistes affirment : il y a une âme, consciente chez l'être humain, latente chez l'animal. Ceux-ci supposent à l'entité psychique des degrés, un épanouissement successif qui, chez nous seuls, atteint à sa plénitude, mais dont les animaux représentent tous les états précurseurs.

On renonce donc des deux côtés à la recherche d'un caractère distinctif, apanage exclusif de l'homme dans la nature, et de quel nom que l'on appelle nos facultés supérieures, on admet que leurs germes obscurs se trouvent chez tous les êtres.

Et cependant, si même il n'est entre l'animal et nous qu'une différence de degré, elle est trop considérable pour se passer d'explication. Cet essor sans précédent est en lui-même un problème, et réclame une cause déterminante. Voit-on jamais dans la nature une branche dépasser mille fois les proportions de l'arbre dont elle sort, un membre, celles du corps auquel il appartient? Si nous ne sommes qu'un membre, un embranchement de l'animalité, d'où provient l'élan qui nous porte si loin au-dessus d'elle? En sondant les horizons ouverts à notre conscience, ne nous semble-t-il pas qu'en nous la vie soit entrée dans un cycle nouveau?

S'il en était ainsi, il ne faudrait pas nous étonner de ne pouvoir scruter le secret de sa transformation. Tels les principes premiers de l'être à venir reposent latents, informes, au sein de la cellule reproductive, tels, peut-être, les principes psychiques, apanage de l'humanité, se trouvent en germe dans les êtres inférieurs. Qui discernerait, dans la substance amorphe de l'œuf non fécondé, les traits de l'organisme qui va surgir de son sein ? Non moins inconcevable, aussi transcendante est l'apparition de l'homme au sein de notre Univers. Par quelle intervention s'est produit le premier de ces miracles, celui de la génération corporelle ? Il a surgi d'une fécondation. Le substratum est resté le même, mais un élément nouveau est venu se joindre à lui ; ce contact a produit un développement inouï et que rien ne faisait prévoir.

L'âme des animaux ne serait-elle point à la nôtre ce qu'est le germe à la plante, l'ovule à l'enfant qui doit en sortir ?

Voyez les facultés de l'homme grandir, s'étendre et s'émanciper des limites qui lui sont ailleurs posées. Sa pensée marche de conquête en conquête. Il fait ses instruments des choses qui l'environnent ; des animaux, il fait ses serviteurs. Il lutte efficacement contre les forces destructives de la nature, s'asservit le feu, traverse les mers. Mais la satisfaction de ses besoins corporels ne suffit plus à sa pensée. Son regard se porte plus loin, au delà de ce globe lui-même. Il sonde l'espace, pressent ses secrets, et voici qu'il pèse les astres et mesure leurs distances. « Grand Dieu ! dit-il, j'ai pensé tes pensées après toi. »

— « Grand Dieu ! » — car c'est à Dieu qu'il apprend à penser. L'essor de sa vie psychique le porte jusqu'à l'invisible. Au sein de son être a été déposée la conscience, la prescience de son Créateur, mystérieuse révélation d'un lien plus étroit qui l'unit à Lui. En tous les temps, à tous les états de barbarie ou de culture, l'humanité pressent et cherche une divinité ; à tous les degrés où le conduit cette notion innée répond et se manifeste une idée d'obligation qui est le germe de la loi morale.

C'est ainsi que la pensée et la conscience ont évolué du règne animal au règne humain.

La volonté, elle aussi, en l'homme se transfigure ; elle est libre ou, plus exactement, elle peut le devenir ; elle peut se choisir des objets en dehors de nos besoins immédiats, et même en opposition avec eux. A mesure que l'homme voit s'ouvrir ces nouveaux horizons, la force des instincts en lui s'atténue. Leur impulsion cesse d'être aveugle. Un choix motivé devient possible. C'est l'attribut nouveau, couronne royale de l'humanité, l'élection à la Liberté.

Mais ce titre de noblesse, donné à la créature, il l'est à un prix terrible ; par lui, le péché devient possible ; le mal fait son entrée dans le monde. La liberté du choix implique la possibilité d'opposition aux lois naturelles, l'action contraire au but. Cependant, telle est la valeur incomparable de la liberté, que nous n'y renoncerions jamais pour reprendre, si nous le pouvions, l'état des créatures passives. Nous sentons la portée du privilège qui nous rend capables d'être les amis de Dieu, de l'aimer spontanément et de conformer notre volonté à la sienne.

A cette pensée émancipée, à ce libre choix incombera désormais la direction de la conduite. La dictée péremptoire de l'instinct s'efface, pour céder la place à ce régime supérieur.

Voyons comment va se constituer le règne de la liberté.

D'abord, les facultés nouvelles se trouveront en présence des nécessités physiques auxquelles la vie animale de l'homme reste soumise. Au sein du même individu vont se trouver aux prises la loi de nécessité et l'aspiration vers la liberté, étrange conflit, d'où résulte une double éducation : l'âme y trouvera la discipline qui lui est nécessaire ; le corps, la promesse d'une rédemption.

Comment s'établira l'harmonie ? La souveraineté de l'homme s'affirmera-t-elle dans tous les domaines ? Nous savons qu'il n'en sera rien. Les nécessités matérielles auxquelles sa volonté n'a point accès stimuleront en l'homme la pensée, l'invention, l'intelligence. Il apprendra à connaître les lois qui le dominent, à préciser leur portée et leurs limites. Il atteindra à l'intelligence de leur but et, pour l'amour de cette divine raison d'être, librement il s'y soumettra. Ainsi naîtra l'obéissance.

Il faut être libre pour obéir. L'homme peut se révolter contre toute loi, nier les conditions évidentes de la vie, jouer, jongler avec son corps et ses forces et se détruire en le faisant. Mais il peut aussi scruter, contempler, adorer l'ordre des choses et, mettant son âme à l'unisson avec les pensées du Créateur, il peut y coopérer par un acquiescement spontané. Il reçoit alors comme un effluve de leurs harmonies.

A la vraie obéissance, il faut aussi la pensée; elle doit avoir un principe intelligent. Que ce soit, comme chez l'enfant, la simple constatation de son ignorance et la foi en ses supérieurs, ou, à d'autres degrés, une participation raisonnée au but proposé, il faut à tous les âges de la vie et de l'âme qu'une conviction soit à la source de l'obéissance. Il n'y a rien de moral à obéir à la force. La soumission ne devient une vertu que par la pensée et la liberté.

Tout n'est cependant pas obéissance dans les relations de l'âme avec les phénomènes de notre vie corporelle, ou plutôt l'obéissance de l'âme ne consistera pas toujours à *se* soumettre. Il est un domaine où elle sera appelée à commander, à disposer de notre corps, à faire son éducation. Là encore, c'est à la connaissance précise de notre organisme que nous devrons demander jusqu'où s'étend sur lui notre autorité légitime.

Toute notre carrière humaine se résume en ces deux devoirs : obéir et commander. Partout, pour les discerner et pour les remplir, il nous faut, inséparables, les lumières de la pensée et les énergies de la volonté. Car la tâche est rude, elle est longue. Soit pour obéir, soit pour commander, que nous avons de peine, hélas! que de sophismes assaillent l'un des combattants, que de défaillances énervent l'autre!

Tous les saints nous ont précédés dans l'effort pour soumettre le corps à l'âme ; mais dans l'ardeur qu'ils ont apportée à dompter leur nature, n'ont-ils pas failli au devoir de la connaître ? n'est-ce pas à ce défaut de leur sagesse, à ce manque inconscient de respect pour l'œuvre du Créateur que sont dus tant d'excès d'ascétisme : flagellations, jeûnes, cilices, tortures vaines, impuissantes à produire l'affranchissement qu'elles avaient pour but, parce que c'étaient des efforts aveugles ? Ces luttes peu éclairées, avec leur propre corps, n'ont pas nui seulement à quelques hommes isolés. Plus encore qu'à ces âmes exceptionnelles, elles ont nui à la chrétienté tout entière, en imprimant une fausse direction à l'idée de la pureté et de la vertu. La suppression des instincts, bien plus que leur sanctification, est devenue l'idéal de l'homme religieux, du prêtre ; or, c'est pourtant celle-ci qui ressort de l'enseignement des apôtres. Il n'est pas jusqu'à la tradition protestante qui, de nos jours encore, ne conserve des traces de ce mépris du corps humain, si bien que parmi nous on admire encore ceux qui traitent leur corps en bête de somme, plutôt qu'en temple de Dieu.

Le grand ennemi, l'adversaire contre lequel s'acharnait l'effort de l'ascétisme, c'était le plaisir corporel. Le plaisir en lui-même, l'agrément dans la sensation était regardé comme blâmable et assimilé au péché. Qu'est-ce à dire, et quelle est donc en réalité la nature et la dignité du plaisir corporel dans notre vie ? N'en a-t-il aucune ? Pourquoi le Créateur nous en a-t-il doués ? Il convient de nous le demander. Tour à tour exaspérés ou lâches en face de cet adversaire prétendu, nous gagnerions peut-être à le regarder en face.

Dieu, l'ami et non le tyran de l'homme, a fait de toute obligation naturelle un plaisir, de telle sorte que la vie elle-même soit pour nous une jouissance. Tout exercice normal de nos énergies est accompagné d'un plaisir qui lui est propre ; vouloir s'y rendre insensible ou s'en frustrer pour mieux plaire au Créateur est une aberration.

Les obligations qui se rapportent à la subsistance corporelle sont accompagnées du plaisir des sens. Or, tandis que nous nous honorons de ressentir les joies de la musique et le plaisir des yeux dans l'admiration du beau, les perceptions de nos autres sens nous semblent moins honorables, nous les taxons de sensualité. Le goût, l'odorat, le toucher seraient-ils en eux-mêmes moins purs que nos autres sens ?

Non, dites-vous, mais ceux-ci sont corrompus par les abus auxquels ils ont servi.

S'il en est ainsi, nos yeux et nos oreilles n'ont-ils pas aussi leur compte à rendre ? Quelle est donc la loi du plaisir ?

Elle réside simplement dans la subordination. Subordination, dis-je, et non point suppression. Nous l'avons vu, dans la vie instinctive, chez l'animal, le plaisir n'est pas son propre but. Les appétits cèdent et se limitent aux besoins de la fonction qu'ils accompagnent, et ne la dominent jamais. Nous avons violé cette loi. L'homme a poursuivi le plaisir jusqu'à le rendre nuisible au but auquel il devait concourir. Chez nous, la gourmandise a perverti la nutrition, l'abus des boissons a ruiné le système nerveux, les excès sexuels ont compromis la fécondité des familles ; c'est ainsi que nous avons commis des crimes de lèsenature dont la peine, que nous portons, est la perversion des instincts. Revenons à la loi de la pureté du plaisir. Retournons sur nos pas pour rentrer dans l'ordre, et prescrivons aux plaisirs du corps leurs limites. Il ne sera plus besoin de tenter l'impossible effort de les supprimer, mais ils redeviendront, selon la pensée du Créateur, d'innocents éléments de joie, ayant leur place légitime dans notre vie.

Ce n'est pas seulement dans le domaine corporel que s'impose au plaisir la subordination. La faculté de connaître comporte le plaisir de savoir, vive et durable jouissance, qui augmente à mesure que notre pensée s'étend. Mais le plaisir de savoir ne saurait être le but de notre intelligence. Le but de l'âme, c'est Dieu, et Dieu, c'est la bonté unie à la vérité. C'est pour le faire servir au Bien que notre âme doit chercher et sonder le vrai. Ah ! ce n'est pas ainsi que tous ont compris l'étude ! Beaucoup de savants ont fourni leur carrière sans autre but que le plaisir ou la gloriole de l'amour-propre. Ils n'ont mis à leur œuvre qu'une âme mutilée, la moitié de leur humanité, et c'est pourquoi tant de labeurs scientifiques sont restés sans fruits pour le monde.

Il en est de même de l'activité de notre

cœur dans nos affections. La douceur d'aimer est inséparable de l'amour ; mais, comme la carrière de la pensée se limite en se proposant le plaisir pour but, la croissance de l'amour se voit arrêtée par la complaisance dans le sentiment. Il s'étiole. Ses ailes ne le portent plus aux altitudes où il est capable de s'élever. La sentimentalité énerve l'amour. Ici encore, c'est le plaisir qui se met à la place du but. L'objet de l'âme, c'est Dieu, et Dieu, c'est la sagesse dans l'amour. Les affections où la sagesse et la pensée n'entrent pour rien ne sont pas du domaine de l'âme. Ces attraits vagues, aveugles, dont on se plaît à exagérer la toute-puissance, ne deviennent vraiment humains qu'en se soumettant aux lumières d'une divine raison d'être.

Cette loi si simple s'applique aussi à la vie sexuelle. Dans ce domaine, l'homme doit retrouver, par l'éducation du sens moral, les lois qui ne sont plus inscrites comme des ordres dans ses instincts.

Nous avons vu que l'animal a des temps et des saisons pour satisfaire à ses appétits, que ses désirs cessent lorsque le commande l'intérêt des jeunes. Chez l'homme, il n'en est plus ainsi ; les désirs sont toujours là. Se pourrait-il que ses appétits sexuels fussent devenus plus impérieux, plus insatiables que ceux de la brute, et qu'ils dussent être satisfaits en tout temps, sans égard pour leur but ni pour leurs conséquences ? Ce serait là un étrange progrès du conscient sur l'inconscient, de la liberté sur l'instinct ! Les lois d'utilité qui s'imposent à l'animal, l'homme libre et intelligent devrait-il les ignorer ? A Dieu ne plaise ! mais elles sont devenues pour lui des lois de conscience, et il appartient à sa libre adhésion de les reconnaître et d'y souscrire. Pour cela, il saura faire taire ses désirs, subordonner ses tendances instinctives toutes les fois qu'elles seront en contradiction avec un plus haut intérêt ; ainsi il redeviendra librement ce que l'animal est aveuglément : un être obéissant au but de la nature.

L'éducation des instincts sexuels ne se fera point sans lutte, mais leur maîtrise deviendra possible à l'homme qui apportera à l'union sexuelle son être entier, son être intégral et non point son corps seulement. Il y triomphera, celui qui comprendra qu'y livrer son corps sans âme, c'est renier son humanité et descendre, non point au niveau, mais au-dessous de l'animal.

A tous les degrés de l'échelle animale, les conjoints mettent en commun tout leur être. L'homme seul voudrait-il procréer à moins de frais ? Ce sublime appel nous réclame tout entiers. Tout ce que nous sommes doit y répondre et, au premier rang, nos puissances dirigeantes, nos énergies psychiques, le souffle de Dieu qui est en nous. Le libre choix, la pensée, nos convictions et nos aspirations les plus élevées doivent entrer dans l'amour par lequel nous transmettons la vie ; seulement alors, notre amour conjugal est un amour *humain*.

Ce ne sera donc point en méprisant la fonction sexuelle et ses instincts, en la reléguant dans l'ombre comme impure, que nous trouverons le chemin de sa rédemption, mais, au contraire, en comprenant sa sublimité dans l'union conjugale; ce ne sera pas en prétendant en supprimer le besoin, mais en guidant ce besoin vers un idéal assez élevé pour proscrire les satisfactions dégradantes.

Comme chez les êtres qui nous sont inférieurs, nous verrons dans notre cœur l'amour s'étendre de cycle en cycle, et grandir, en devenant tour à tour maternel, paternel, social. Mais en nous aussi, nous verrons la loi

rivale de l'égoïsme le suivre à chaque pas de
ses progrès et l'y combattre, de telle manière
que sous chacune de ses formes, il puisse, en
se dénaturant par l'esprit de possession, perdre
son caractère d'amour et devenir un instru-
ment de haine. Non seulement, en effet,
l'amour sexuel pourra cesser d'être de l'amour
et devenir de la cruauté, en ne recherchant
que son plaisir, mais l'amour maternel lui-
même ne sera pas inviolable, et pourra mentir
à sa nature en recherchant ses propres joies
et ses ambitions personnelles aux dépens de
l'individualité de l'enfant. Si l'amour parental
peut ainsi se dénaturer, l'amour de la patrie
ne sera pas exempt du même danger. Dans la
plupart des nations de l'Europe, le patriotisme
est aujourd'hui moins fécond en amour qu'en
haines nationales. Il se complaît à sanctionner
l'antagonisme héréditaire entre les peuples, et
couvre de son manteau toutes sortes de per-
fidies et de trahisons. A tous ses degrés, et
non point seulement sous sa forme corporelle,
l'amour peut donc se renier lui-même, et toujours c'est par la même trahison qu'il déchoit:
en se refusant au sacrifice.

L'esprit de sacrifice est le creuset suprême
par lequel tout amour doit passer pour attein-

dre à son couronnement. « L'amour, dit un grand réformateur contemporain (1), est l'aspiration au bien d'autrui. » Ce n'est que dans l'acte même, par lequel nous faisons primer le bien d'autrui sur le nôtre, que réside la preuve de l'amour et sa manifestation. Aussi longtemps que les circonstances n'ont pas fourni cette preuve, nous pouvons être victimes d'une illusion, en croyant aimer, alors que nous ne cherchons dans l'amour que les joies qu'il nous donne, c'est-à-dire que nous-mêmes.

Au contraire, à l'heure du renoncement, l'amour, s'il répond à l'appel, devient digne de son nom. Lorsqu'il parvient à sa pleine stature, il n'est plus dépendant des joies personnelles qui s'associèrent à ses premiers pas. Conscient de sa nature éternelle, il trouve alors sa joie à sa source, et non plus dans ses effets.

Ce n'est pas seulement l'un envers l'autre que deux êtres unis dans l'amour doivent exercer le renoncement, c'est ensemble et de leurs joies partagées qu'ils sont appelés quelquefois à faire abnégation. Quel sera l'objet de ce renoncement à deux ? Le bonheur, le

(1) Léon Tolstoï.

bien du plus grand nombre. En se posant à lui-même des limites pour le bien de la famille, le plus grand amour peut encore grandir et se sanctifier.

Il en sera de même au cycle suivant de l'expansion ascendante. Dans la cohésion de quelques-uns, fût-elle étroite et sainte, l'amour né de Dieu n'a point atteint son but. Le devoir de l'abnégation devient aussi solennel pour la famille qu'il l'a été pour l'individu, et ce sera dans son dévouement à la patrie que l'esprit de famille se retrempera comme dans un saint baptême.

Ainsi, la force divine de l'amour étend et augmente son action dans l'humanité. Les rapprochements de sympathie, de convictions, de foi, succèdent aux associations pour la défense ou l'intérêt ; de plus en plus vastes sont les causes dont l'homme se déclare solidaire. Mais dans l'harmonie d'une évolution providentielle, aucune affection n'est condamnée à la suppression en faveur de solidarités plus vastes ; toutes se prêtent à une adaptation où l'intérêt le plus restreint coopère au plus élevé en s'y subordonnant.

Les devoirs du citoyen, même dans notre république affairée, n'ont pas fait des confédérés de mauvais pères de famille, et le civisme des femmes ne nuira pas non plus à leurs devoirs. Les intérêts internationaux, on apprendra aussi à le comprendre, n'affaiblissent pas le patriotisme ; au contraire, familles et nations, comme l'individu, ne discernent souvent leur véritable intérêt qu'à la lumière d'un intérêt plus général.

Aurions-nous, toutefois, pris conscience de ces grandes lois de l'amour, si elles ne nous avaient été révélées par une suprême manifestation ? Qui suis-je pour évoquer la figure de Jésus-Christ ?... Et cependant, il serait impossible de suivre l'amour dans son ascension, sans parler de lui, car c'est en lui que la loi de l'amour se formule. En nous initiant à la relation souveraine qui nous fait tous frères, celle de fils et de filles de Dieu, le Christ nous a fait entrer dans le cycle dernier de l'amour, celui qui comprend tous les autres.

Dans ce cycle, la solidarité s'étend à tous les humains ; elle embrasse même tous les êtres. L'œuvre de la cohésion est parfaite entre les créatures, et de toutes les barrières où se retranchaient l'égoïsme et l'orgueil, aucune ne reste debout.

Tel est le dernier degré qu'il était réservé à

l'amour de franchir. Inconscient, il a fécondé la vie animale; humain, il s'est éclairé aux lumières de la pensée, et il a grandi dans la liberté; il était destiné à devenir divin.

Pour unir la terre au ciel, il devait articuler par notre bouche la réponse de la nature créée à l'amour du Créateur, et pour que nous soyons en vérité les mandataires de toute la Nature, ne fallait-il pas que cet amour nous unît aussi avec elle, qu'il portât ses racines jusque dans l'inconscient, pénétrât les corps eux-mêmes, et se les asservît ? N'est-ce pas ainsi seulement que peut se manifester l'unité de l'œuvre de Dieu, et que tout ce qui vit peut, en nous, participer à la rédemption ?

« Car toute la création soupire, elle est comme en travail, attendant la manifestation des fils de Dieu. »

Mais en quoi consiste ce degré suprême que l'amour a franchi en Christ ? Quel est son caractère divin ?

Le voici :

Il est affranchi de la loi de compétition.

L'implacable loi qui, à travers toute son histoire, a suivi chaque pas de son évolution, adversaire de l'amour, se transformant avec lui pour le combattre et lui contester ses conquêtes, la compétition s'arrête sur le seuil de l'amour divin. Son œuvre est accomplie.

Auxiliaire du progrès aux degrés inférieurs, la concurrence vitale se vit poser des limites dès l'origine de la famille animale. Des lois restrictives, imposées à l'humanité, vinrent contenir ses fureurs : « Tu ne tueras point. » « Tu ne déroberas, tu ne convoiteras point. » Plus haut encore, l'abnégation volontaire mit l'âme humaine en mesure de lui porter un défi ; mais à tous ces degrés, la lutte se maintient, et l'adversaire subsiste. Les deux lois rivales restent en présence. L'homme ne s'affranchit point de la loi de compétition, tant qu'il n'est en rapport qu'avec ses semblables, car il ne peut prendre conscience de lui-même qu'en se comparant à eux, s'affirmer qu'en prévalant sur eux.

Mais il est, dans la relation filiale de l'homme avec Dieu, une heure secrète où le « moi » se révèle comme à nouveau. Notre âme alors se reconnaît, mais non plus par ses attributs, ses dons, ses degrés d'éminence relative. A la lumière de Dieu, sous son regard, elle se voit telle qu'elle est dans son essence même : atome, mais atome réel, substantiel, distinct, qui est parce que Dieu le voit. Telles, au rayon de soleil qui traverse une chambre obscure, les molécules invisibles suspendues dans l'air s'illuminent et apparaissent à nos yeux, de même, à ce regard de Dieu, notre être intime sort de son ombre. Et là, dans cette prise de conscience profonde, s'ouvre pour l'individu une source nouvelle d'énergie et d'indépendance.

Ce nouveau « moi » conçu dans l'absolu se superpose au « moi » humain, imparfait, indistinct, relatif, et le remplace. Tandis que le moi humain était dépendant du blâme et de la louange, assujetti aux fluctuations du succès, ce nouveau « moi » en est affranchi, et atteint à la liberté. En même temps s'ouvre pour lui l'ère d'une solidarité universelle.

C'est pourquoi le Christ, qui nous donne accès à ce « moi » divin, peut proclamer, dans le sermon sur la montagne, l'abolition de la compétition.

« Aimez vos ennemis... afin que vous soyez parfaits comme votre Père, car Il fait lever son soleil sur les méchants et sur les bons. »

Ce degré divin de l'amour, l'humanité l'a-t-elle franchi ?

Qui se conforme au sermon sur la monta-

gne ? Les prêtres eux-mêmes du Saint Ministère en font-ils profession ? Ne l'éludent-ils
pas ? N'est-on pas convenu de la dire imprati-
cable ? Et pourtant, cette Loi, le Sauveur l'a
non seulement prêchée, mais vécue. C'est
l'essence même de son Evangile.

Et si, dans la vie individuelle, nous commençons à peine à l'entrevoir, que dire de
notre vie collective ?

La compétition a partout plein droit de cité.

L'émulation pour le gain et pour les hon-
neurs entraîne tous les hommes dans l'arène.

Non, la Loi du Christ ne s'étend point encore aux activités sociales, elle ne pénètre pas
le commerce, ni l'industrie, ni les mouvements du capital, ni ceux de la production ;
et quant aux entités politiques — aux nations
dites chrétiennes — elles n'en sont pas encore
aux dix commandements. Les peuples tuent,
ils dérobent, ils convoitent et spolient le
faible. Pour les peuples, il n'est point de prochain !

Jésus, en quittant ses disciples, leur fit cet
appel suprême : « Aimez-vous entre vous
comme je vous ai aimés... *afin* que le monde
sache que le Père m'a envoyé. »

Serait-ce parce que les siens n'ont point

compris cet amour et n'y sont point entrés sans partage que le monde ignore le Christ et son œuvre?

Tant que les témoins du Christ ne marcheront qu'à moitié sur ses traces, ils n'auront aucune prise sur le monde. Le « moi » nouveau ne leur sera pas révélé et, n'osant plus se livrer à la loi du vieux « moi », ils seront nuls et sans action, plus impuissants que les impies. Du jour où un disciple du Christ a le courage de le suivre sans compromis, l'histoire prouve qu'il fait des miracles.

Qui que nous soyons, il dépend de nous de faire sortir notre race de cette torpeur, de l'arracher à sa décadence et de la conduire vers la pleine solidarité qui est son but. En purifiant l'amour, en retrouvant ses lois, en le replaçant sur la voie où, de vraiment humain, il peut devenir divin, chacune de nous peut donner une impulsion incalculable au relèvement de l'humanité, car c'est aux sources de la vie que nous ferons ainsi pénétrer l'élément de sa sainteté, et toutes les lois naturelles et l'hérédité elle-même deviendront nos auxiliaires.

———

VI

L'éducation des Instincts sexuels

L'œuvre du relèvement moral ; sa milice et ses armes. —
Les sexes dans l'enfance. — Candeur et curiosité. —
Dangers du dehors et perversions spontanées. — Les
sauvegardes. — La liberté doit être conquise.

Nous avons voulu suivre l'amour dans son
essor. Il nous a conduit sur les hauteurs, et là
nous est apparu triomphant des écueils et
s'élevant jusqu'à Dieu par une ascension continue. Désormais, nous connaissons les voies
de la pureté.

« Nous avons bu l'eau vierge aux sources des grands fleuves.»

Maintenant, il faut redescendre dans la
plaine, affronter la vie journalière, et mettre à
l'épreuve de l'expérience ce que nous avons
entrevu.

Descendons vaillamment !

« L'air aspiré là-haut vivra dans nos poitrines,
« Dans l'ombre de la plaine un rayon nous suivra. »

La foi en l'amour sera ce rayon. Sachant où il nous conduit, nous aurons confiance en lui ; nous ne tremblerons plus en le voyant grandir et quand, en nous-même ou ailleurs, nous le sentirons prendre un élan qui nous effraie, nous ne tenterons plus de le réprimer, nous lui dirons : « Fils du Ciel, monte plus haut ! » Et vous le verrez répondre à l'appel. L'amour se portera témoignage à lui-même, et les triomphes impossibles contre lui s'accompliront par lui.

Forts de cette foi, regardons autour de nous.

Où en est l'amour au foyer domestique ? Combien est-il de familles qui soient fondées en lui ? combien d'époux qui aient gardé « l'ardent rayon pur de tout vil mélange » ? Songez aux motifs de la plupart des mariages. Sous la sanction légale et religieuse, combien d'unions où l'âme n'est point entrée ?... Les dehors seuls y sont respectables, l'impureté est au fond.

Ailleurs, il n'y a plus même l'apparence de la sainteté. Savez-vous quel est, dans la seule ville de Paris, le nombre des ménages illégitimes ? 200.000, nous disait l'an dernier le père Hyacinthe Loyson.

Un *ménage* illégitime, c'est pourtant quelque chose encore. Il peut s'y trouver tendresse, dévouement; la misère peut avoir été l'obstacle au mariage; parfois, l'on voit des couples se rester fidèles.

Mais l'amour qui se vend et s'achète,... les milliers de malheureuses qui font métier de livrer leurs corps, et les milliers d'hommes qui les fréquentent, prostitués des deux sexes et non moins l'un que l'autre...

Peut-on descendre plus bas? Oui, car il est moins infâme de se dégrader soi-même que de vivre de la honte d'autrui et de faire des filles du pauvre un bétail de rapport. Honte à nous, partout où l'Etat soutient cette industrie, se fait pourvoyeur du vice et en tire des revenus! Sanglant outrage fait à toutes les femmes, et que toutes devraient ressentir!

Voilà ce qui s'offre à nous après les hauteurs sereines.

Le contraste nous saisit, mais courage! nous sommes désormais capables d'en affronter l'aspect. Nous avons le secret de la force qui peut tout transformer. L'œuvre nous attend, nous, les vraies ouvrières.

Jusqu'ici, ce n'est qu'en très petit nombre que les femmes y ont mis la main. L'œuvre du relèvement moral a été considérée comme une mission spéciale, délicate, exceptionnelle, à laquelle n'étaient appelés que les gens placés dans telles ou telles circonstances, doués de telles ou telles aptitudes. C'est comme si dans une campagne, l'on confiait le champ de bataille aux armes spéciales, aux ingénieurs, aux tirailleurs ou aux vélocipédistes, en laissant la milice dans ses foyers. Dans l'armée du relèvement, la milice fait encore défaut, la milice, c'est-à-dire les femmes et les mères ordinaires, laborieuses, sédentaires et limitées dans leurs moyens.

Dieu a besoin maintenant de toutes ces femmes, car il ne s'agit plus seulement de venir en aide à quelques victimes. Il faut extirper un fléau qui a pénétré jusqu'au cœur de la vie de famille. L'idée même de l'amour est corrompue; il faut, pour la purifier, la poursuivre jusque dans son sanctuaire. A chaque foyer, il est une femme dont la conviction agit sur les siens. Une à une, ces femmes sortent de leur indifférence et s'éveillent, l'une à la compassion, l'autre à la justice, l'autre à l'effroi des châtiments. C'est le souffle du Saint-Esprit qui passe sur le cœur des femmes.

L'heure est venue où elles vont se lever

en masse et demander aux vétérans de cette
œuvre de rédemption un mot d'ordre et des
armes. Le mot d'ordre sera « Solidarité »,
l'arme principale l'éducation. Il nous faut apprendre à manier cette arme en maîtres.

J'ai vu dans une école industrielle et normale, en Virginie, une centaine de jeunes
Indiens, garçons et filles de 16 à 20 ans, Sioux,
Apaches et d'autres tribus. Enfants d'une race
qui semblait condamnée à l'extinction, dans sa
lutte avec le monde civilisé, ils avaient résolu
de sauver leurs peuples. Délibérément, et avec
toute la vigueur de leur jeune enthousiasme,
ils saisissaient les principes et les méthodes de
cette civilisation devenue pour eux question
de mort ou de vie. Ils apprenaient cette langue, ces sciences, ces métiers, ces arts; ils se
pliaient à une discipline militaire, écrasant
leur amour-propre, soumettant leur farouche
indépendance de sauvage, dévorant leur humiliation et leurs impatiences, tout cela par une
conviction profonde de nécessité.

Et depuis 20 ans que subsiste cette école,
le travail de ces jeunes braves a déjà porté
ses fruits. Ils sont rentrés dans leurs tribus,
escouade après escouade. Ils se sont mariés, et
élèvent une nouvelle génération sortie de

l'idée nouvelle. L'école mère, qui les suit des yeux, les soutient de ses encouragements et constate la transformation que ces quelques cents enfants ont accomplie dans leur race-C'est à eux que les Indiens devront de n'être pas anéantis.

J'ai vu ces jeunes figures résolues, graves, animées de la plus généreuse inspiration. On m'a décrit les obstacles qui les attendaient au retour dans leurs foyers. J'ai séjourné au milieu de ce corps enseignant, composé exclusivement de femmes, et dirigé par le plus grand des êtres humains que j'aie jamais eu l'honneur de voir (1), et c'est là que j'ai compris la toute-puissance de l'éducation.

Nous avons vu notre carrière morale se résumer en deux devoirs : obéir et commander. L'éducation a pour tâche de nous enseigner l'un et l'autre.

Pour cela, elle dispose de deux méthodes l'autorité et l'inspiration.

Faire obéir l'enfant, c'est bien le vœu général, et il faut aller loin pour rencontrer des pédagogues qui en contestent la nécessité. J'en ai connu cependant, mais leurs théories

(1) Le général Armstrong, mort en 1894.

trouvent heureusement peu d'adeptes de ce côté de l'Atlantique. L'éducation sans obéissance est chimérique, parce qu'elle s'écarte de la nature.

L'homme, avons-nous dit, en face des lois de l'Univers, apprend d'abord à connaître les forces qui le régissent, et à s'y soumettre. Nous ne pouvons trouver de meilleur guide en pédagogie que les lois de Dieu à notre égard. L'enfant ne saurait éluder l'obéissance, car, s'il s'en affranchissait dans ses rapports avec ses supérieurs, la société, la nécessité, ce qu'on appelle « le sort », ne manqueraient pas, plus tard, de l'y contraindre. L'obéissance n'est pas une loi d'exception, applicable aux jeunes années seulement, c'est une loi qui s'étend sur la vie entière.

Le premier objet de l'autorité est de procurer à l'enfant un trésor d'habitudes saines, de lui donner le goût du bien en lui en faisant faire l'expérience. Nous avons vu toutefois que pour être féconde, l'obéissance doit devenir spontanée. Pour l'imposer, nous devons, comme Dieu, savoir employer la force, mais comme Lui, ce doit être pour manifester la loi d'amour. Notre sévérité doit contenir autant d'amour que notre tendresse ; si elle est inspirée par la colère, elle ne peut faire que du mal.

S'agit-il de punir ? nous ne pourrions suivre de trop près les méthodes de la Providence. Lorsque nous, grands enfants, ne voulons pas obéir aux lois, Dieu nous laisse souffrir des conséquences de nos fautes. Il serait facile d'en faire autant, dans bien des cas, avec nos enfants. Ont-ils commis quelque dégât par leur faute ? Qu'ils pâtissent quelque peu des conséquences directes de ce dégât. La logique des choses porte en elle un élément de justice que n'ont pas les punitions arbitraires. Au moindre signe de repentance, ne nous hâtons pas d'intervenir pour tout réparer. Dans la vie, les conséquences de nos fautes se prolongent bien après l'heure du repentir.

La lutte pour l'obéissance est souvent conduite d'une façon inepte, dépourvue à la fois d'énergie et de douceur. Trop faible pour s'imposer par des moyens efficaces, l'autorité s'use et s'anéantit en vains efforts pour s'affirmer, et les rapports se faussent au point qu'il ne peut plus être question pour les parents de la seconde de leurs tâches, celle d'inspirer la volonté ; le premier venu les y supplante.

Ce n'est pas par des préceptes qu'on enseigne à vouloir. C'est affaire d'inspiration. Il s'agit de trouver accès au ressort même de l'âme enfantine, d'y susciter un élan, mission délicate, mais dont toute éducatrice de vocation trouvera d'instinct le secret. L'art d'inspirer est inné à la femme ; tout en nous le favorise, sensibilité, imagination, facilité habituelle d'expression ; en outre, un pressentiment nous révèle en général les voies accessibles, les portes d'entrée dans le cœur d'autrui. Mais prenons-nous, en général, la peine *d'inspirer* nos enfants ?

Il est certains domaines, les plus élevés de l'éducation, où l'inspiration seule est efficace. Sans parler du domaine intime de la vie religieuse personnelle, la plupart des nobles causes pour lesquelles le cœur de l'enfant doit battre un jour, la patrie, la vérité, la science, l'idéal de l'héroïsme et celui de la pureté doivent lui être inspirés. La moitié du chemin est faite si la mère elle-même en est pénétrée, car son enthousiasme se communiquera presque immanquablement, à moins, toutefois, qu'elle n'oublie d'y joindre une dose égale de patience. La moindre pression sur la liberté tue l'inspiration naissante, et c'est l'indépendance légitime, souvent ombrageuse, du « for intérieur », qui rend son accès difficile aux parents. Trop souvent, un zèle intempestif produit une réaction en sens contraire. Ce sont surtout les enthousiasmes en paroles qui courent ce danger.

L'*exemple* des consécrations profondes manque rarement son effet. Je n'oublierai jamais l'admiration passionnée que m'inspira, toute enfant, notre maîtresse d'école, alors que, malade, elle poursuivait son enseignement d'une voix égale, tandis que son visage devenait blême et ses lèvres bleues de souffrance. A cet instant, l'héroïsme me fut révélé. Un idéal et une ambition étaient nés en moi !

Laisser voir aux enfants ce que nous éprouvons, ce que nous aimons, ce qui nous émeut ; les rendre quelquefois témoins de notre vie intime, être avant tout ce que nous voulons qu'ils deviennent, et puis, vivant devant eux sans dissimulation ni pose, attendre avec respect l'épanouissement de leur âme... tout cela ne sera point impossible à la mère dont le cœur est pénétré d'une vraie humilité. Cette sagesse pratique est à la portée des cœurs simples. L'orgueil en est l'obstacle principal, l'orgueil spirituel plus que tous les autres, car il trompe la clairvoyance, nourrit les préjugés, s'obstine dans des voies infructueuses et, devenant tyrannique, aliène la confiance. Une sincère humilité répare, au contraire, nos bévues, et peut faire servir jusqu'à nos imperfections au bien de ceux qui nous sont confiés.

Passons maintenant de ces considérations générales à l'objet spécial que nous avons en vue. Prenons, si vous le voulez bien, un enfant de notre imagination comme type, et suivons-le au cours de sa croissance. C'est une fille. Il faut la supposer dans les conditions les moins exceptionnelles, de santé passable, sans grave menace héréditaire, un peu nerveuse — nous le sommes toutes aujourd'hui — et sans dons transcendants d'esprit ni de caractère. Nous la prendrons dans la classe aisée, sans opulence.

Dans ces conditions, les premières années de la vie n'offriront que peu de chose à noter au chapitre de la Pureté. Un bon sens élémentaire suffit pour la petite éducation de la pudeur.

Je voudrais pouvoir en dire autant de celle de la propreté. A cet égard, nous aurions tout à apprendre des Anglaises. Il est d'usage chez nous de remplacer, dès trois ou quatre ans, le bain journalier du bébé par des ablutions rarement complètes. On s'abstient souvent, par je ne sais quelle réserve, d'y apporter trop de minutie.

Rien n'est moins justifié. La santé générale demande l'usage généreux de l'eau fraîche, et des soins de toilette complets et journaliers sont nécessaires au point de vue qui nous occupe. Je voudrais montrer aux jeunes mères de quelle façon on entend le nettoyage dans les hôpitaux et les services de chirurgie, comment on savonne à la brosse les régions les plus délicates de notre corps.

J'oserai même attribuer à la propreté une mission morale, celle d'initier l'enfant à l'idée de la pureté. La malpropreté est le seul aspect de l'impureté qui lui soit connu ; le devoir religieux d'être propre peut être une introduction naturelle et tacite à celui d'être pur ; aussi s'est-elle suggérée d'elle-même au génie maternel. Une mère genevoise avait coutume, à l'ouïe d'un mot vilain, malpropre dans la bouche de ses enfants, de leur faire tirer la langue et de la savonner gravement, vigoureusement « pour la nettoyer, disait-elle, de ce mot ».

La curiosité des enfants s'éveille à des âges

bien divers. Quelques-uns n'en éprouvent aucune. Pour conclure que tel est bien le cas de notre fille imaginaire, il ne suffira pas de constater qu'elle ne nous pose pas de questions. La conscience de l'enfant est très sensitive. S'il se mêle à son désir de savoir quelque chose de malsain, elle le dissimulera instinctivement.

Mais il est une curiosité candide qui pourra venir au jour, et qui sera l'objet de votre sollicitude, car, réprimée mal à propos ou tancée comme une inconvenance, elle deviendrait infailliblement ce qu'elle n'est peut-être pas, une mauvaise conseillère. Le simple désir de savoir est légitime, et ne peut être réprimé. Les réponses évasives ne font que l'exciter, et au lieu de recevoir, par une voie maternelle et bienfaisante, des notions vraies, dans une mesure salutaire, la pauvre enfant les obtiendra n'importe comment, d'une servante ou d'une camarade. Sa pureté ne sera pas seule à en souffrir ; cette confidence mal placée sera en piège à sa conscience, et l'induira en nombre de petits péchés, de dissimulations, d'équivoques..., et la confiance réciproque sera compromise. Or, voilà un danger de toute gravité, perdre la confiance, l'indispensable !

C'est donc un moment assez critique que celui où certaines questions élémentaires commencent à exercer la curiosité des fillettes.

Demanderez-vous à quel âge il faut instruire l'enfant sur les sujets de sa curiosité ? Il est impossible de poser une règle générale. Certains enfants sont placides, apathiques ; ce n'est pas une raison pour tarder indéfiniment à les éclairer. D'autres sont d'une précocité anormale ; ils peuvent gagner à modérer leur impatience de savoir, et à se contenter d'une promesse de réponse. Mais alors, il faut que la promesse soit tenue et ne devienne pas une manière d'éluder les questions. Est-il besoin d'ajouter que c'est toujours la vérité qu'il faut dire, et que nous n'avons le droit d'intervenir que pour en mesurer la dose opportune ?

Le grand danger n'est pas d'avoir parlé trop tôt, mais bien de vous être laissé devancer par un autre ; or, dans nos écoles privées ou publiques, comme parmi les petites compagnes les mieux choisies, il est impossible de préserver l'enfant à coup sûr. Notre fillette ne se défendra contre les bavardages impurs que lorsqu'elle pourra répondre : « Ma mère m'a dit toutes ces choses, mais je n'en parle qu'avec elle ! »

— « Sais-tu, chère enfant, disait une mère de mes amies, que le bon Dieu va te donner un petit frère ou une sœur ? » — Prenant alors doucement la main de la fillette et la posant sur son sein :

— « Vois-tu, disait-elle, le sens-tu, il est là ! Il dort tout près de mon cœur... Et toi, tu as aussi été là, avec moi, longtemps. Presque un an avant que personne ne t'eût jamais vue, je te connaissais, nous vivions ensemble, et tu étais ainsi cachée au dedans de moi. »

Mais qui prétendrait enseigner à une mère la meilleure forme à donner à ces simples et touchantes leçons ? Son génie est le plus sûr des guides ; les occasions les plus naturelles sout les meilleures.

— « Où était ma petite sœur avant de venir au monde ? » demandait un petit ami, de quatre ans à peine. Et tandis que la mère cherchait une réponse simple et vraie, il la suggéra lui-même : — « Dans toi, peut-être, dans ton cœur ?... »

La tâche n'est pas difficile dès que l'on est convaincu qu'elle est sainte, et je crois qu'aucune mère n'aurait de peine à la remplir, aussitôt que, dans son propre cœur, elle considérerait ces grandes lois naturelles à leur vraie lumière. S'il reste encore tant de répugnance à aborder ces sujets, elle vient du vague pénible qui plane encore sur eux pour la plupart des femmes.

Au même âge où ces questions se posent d'ordinaire, les enfants sont exposés à se voir initiés par leurs camarades à de pernicieuses habitudes. On aurait tort de croire que, chez les petites filles, ces pratiques soient toujours le symptôme d'une sensualité précoce. Elles sont plus souvent du fait de la curiosité, et c'est pour ne pas avoir l'air d'ignorer ce que d'autres savent que les pauvres fillettes s'y laissent entraîner.

Les suites de ces habitudes peuvent être graves, et leur fréquence est telle qu'elles constituent le principal danger de l'enfance. C'est par elles qu'une multitude de jeunes filles de la classe aisée paient leur tribut à l'impureté, et participent à la dépravation de nos mœurs. Les chutes qui compromettent à jamais la réputation, la plupart de ces jeunes filles n'y seront pas même exposées; mais ces vices secrets, solitaires, sont aujourd'hui si répandus qu'il faut considérer comme exceptionnelle la jeune fille qui leur sera restée entièrement étrangère.

L'excitation morbide qui se développe en jouant avec son propre corps réagit sur le système nerveux en un ébranlement continu. Loin de trouver un soulagement dans la complaisance, cet état de surexcitation ne fait qu'augmenter, jusqu'à devenir une obsession de tous les instants. La facilité qu'elle trouve à se satisfaire augmente la fréquence de la tentation, et conduit ce vice à des excès presque sans limite. Les enfants à tempérament nerveux y sont les plus prédisposés, et c'est aussi pour eux qu'il a les plus graves conséquences. Chez eux, il peut devenir l'origine de névroses, — même de troubles mentaux, — et alors il devient difficile de dire si l'onanisme a été la cause ou l'effet de la maladie.

Dans tous les cas où l'habitude est devenue invétérée, il ne faut pas hésiter à chercher le secours médical, car il est possible de seconder l'effort de la volonté en appliquant un traitement convenable. Parfois, c'est une cause locale qui perpétue cet état de choses — cause que l'on peut éloigner — une disposition des vêtements, de l'obstruction intestinale, de la congestion des muqueuses, parfois même la présence de parasites. Des bains, des onctions médicamenteuses, un changement de régime, des prescriptions d'hygiène générale peuvent agir directement ou indirectement sur ces causes aggravantes. Maintenant qu'il se trouve presque dans chaque ville des médecins du sexe féminin, aucune mère ne peut plus se laisser arrêter par des raisons de pudeur, lorsqu'il s'agit de venir au.secours de son enfant dans ce grand danger.

N'avons-nous jamais observé chez notre fillette le moindre symptôme de ces tendances? Ne nous rassurons pas trop vite, et surtout ne nous récrions pas avec indignation : « Mes enfants ne seraient jamais capables de choses pareilles! » Ce sont là des écueils auxquels tous sont exposés. Si notre enfant en a été jusqu'à présent garantie, continuons toutefois à veiller sur elle, à l'observer souvent, nous assurant de son attitude dans son sommeil. Habituons-la de bonne heure à s'endormir les bras hors du lit (non sans la vêtir en conséquence), et surtout soyons vigilantes lorsqu'une maladie vient l'obliger à l'inaction ou à un alitement prolongé.

L'enfant a-t-elle été induite en tentation? Le moment est venu de mettre tout en œuvre pour la sauver, et de joindre un puissant effort moral aux mesures médicales et hygiéniques.

C'est en tous cas l'heure d'entrer en matière et de l'instruire explicitement du devoir de la pureté. Dans cet appel à sa conscience, donnons toutes les raisons qui portent. Eclairons de sa sainte lumière cette fonction future de la maternité dont la petite fille a l'instinct si juste et si précoce. En lui disant, peut-être sommairement, peut-être avec détails, que ces organes sont ceux de la maternité, et à ce titre doivent lui être sacrés, on lui ferait une impression plus durable que par une sévérité dont elle ne comprendrait pas la portée.

Quels que soient le sérieux de cette lutte et notre sentiment de sa gravité, évitons avec notre enfant de trop insister sur la honte. Il y a dans la honte quelque chose qui paralyse; elle ôte le courage de lutter. Le respect de soi-même, grand auxiliaire, en est altéré, et on cède de nouveau par découragement. L'accusation de sensualité est en tel contraste avec l'idéal d'elle-même, que la jeune fille voit dans tous les livres, qu'elle la ressent comme une humiliation intolérable.

Cependant, et au risque de vous choquer, j'oserai dire qu'il n'y a aucune honte à être sensuel, si nous prenons ce terme dans son sens véritable et non dans son acception

usuelle. On confond deux choses bien différentes sous ce mot : être sensuel. La première
n'est pas répréhensible, c'est simplement une
disposition innée du tempérament qui consiste
à avoir les sensations vives, intenses et aisément éveillées, ce qui n'est pas plus honteux
que d'avoir un bon appétit ou un grand besoin
de sommeil. Cette acuité particulière des impressions nerveuses peut être le fait d'indivi-
dualités fines et délicates, de natures riche-
ment douées. Ce serait très injuste d'y voir
un vice et d'en faire l'objet du blâme. L'absence de toute sensualité serait un défaut physique positif, une lacune de la constitution.
Au contraire, quand nous voulons indiquer
la recherche de la sensation, son excitation
voulue, c'est alors d'un vice que nous par-
lons, d'une complaisance et d'une complicité
de la conscience, et c'est là ce que nous blâ-
mons à juste titre.

En recommandant aux mères la vigilance,
il faut aussi les avertir d'observer cette distinction, et de ne pas voir le mal où il n'est
pas, dans une disposition qui, bien réglée et
disciplinée, peut au contraire devenir une
richesse. Comme toutes les richesses, celle-ci
a ses tentations, mais le péché ne commence

qu'avec le consentement et lorsque la conscience capitule.

L'enfant doué de sensations vives et intenses
peut rester pur, alors qu'un autre, plus apa-
thique mais moins consciencieux, se livrera
sans contrainte à ses appétits. La sensualité
vicieuse est celle de la volonté, son siège est
dans la conscience et non dans un organe.
Il ne s'agit pas que votre enfant n'ait que peu
de sensations, ni qu'il ait les sensations obtu-
ses, mais il s'agit que l'amour de la sensation
ne lui fasse pas faire des choses mauvaises,
qu'il regarde ses sens comme un domaine où
s'exerce sa volonté, et qu'il l'y applique vigoureusement.

Il sera plus sain, pour notre fille imaginaire, de comprendre que ces impressions,
ces pensées, sont au nombre des tentations
qui assaillent tout le monde, que de se croire
une exception, un monstre lorsqu'elle les a
subies. Il y a de l'honneur à rencontrer un
grand ennemi, à se mesurer avec lui, on est
en noble et grande compagnie ; tant de saints,
de héros ont lutté avec ce dragon ! On se sent
mieux inspiré quand on comprend son importance.

Notre fille a douze ou treize ans. Nous voici

parvenus au moment où la menstruation peut apparaître. Pour éviter à l'enfant la surprise, l'effroi, que ce phénomène inattendu peut lui causer, il faut l'en prévenir, simplement et sérieusement ; il faut lui en expliquer la nature, et lui indiquer les petites précautions à prendre.

Il est, en effet, des avant-coureurs, des symptômes physiques et moraux qui indiquent l'approche de ce moment. Non seulement le caractère féminin s'accentue dans les lignes et les contours du corps, le visage gagne en expression et en harmonie, mais l'humeur, en général, se modifie. Notre fille deviendra un peu sentimentale, rêveuse ou susceptible, jalouse. On verra s'éveiller un besoin de profondeur, d'intensité dans ses amitiés, elle cherchera l'intimité pour l'expansion de ses sentiments. Ses lettres de jeune fille deviendront, à ses yeux, des secrets d'Etat. Cela sera très naturel, point condamnable. La floraison naturelle fait éclore toutes les sensibilités. Si l'âme maintient son équilibre, ces traits de caractère entreront, peu à peu, dans son harmonie ; ils trouveront, dans la vie, leur place et leur véritable objet ; mais l'éclosion d'une fleur est chose très délicate, il ne faut ni la brusquer, ni en faire un objet d'amusement. C'est le moment d'étendre, sur votre fillette, une aile maternelle, de la défendre contre le persiflage de frères et sœurs, afin que cette transformation s'accomplisse doucement en elle, sans contre-coup, dans la paix et en sécurité.

Ce que nous devons désirer pour notre fille à ce moment, c'est un puissant intérêt de nature objective, qui neutralise cette vie subjective dans sa trop grande intensité. Le grand secours, l'agent le plus efficace de cette diversion, c'est le développement intellectuel. L'activité mentale constitue, pour les deux sexes, le dérivatif par excellence au sens génésique, mais voyez combien il faut s'en servir judicieusement pour la jeune fille : la menstruation qui s'établit est une fonction nécessaire, une activité normale des organes. Pour favoriser son établissement, il conviendrait de décharger plutôt un peu la jeune fille de ses travaux d'école ; tout en évitant soigneusement de la laisser oisive, on pourrait alors l'encourager davantage aux occupations manuelles, aux travaux du ménage, au jardin si l'on peut, en un mot à celles des branches de son éducation qui ne réclament pas un effort exclusivement cérébral. Au contraire, les fonctions naturelles sont-elles établies et régulières, il est très judicieux de remettre la jeune fille à l'étude avec suite, de seconder l'essor de sa vie intellectuelle, afin de prévenir une extension prématurée de la vie de sensation, qui ne pourrait que lui être en piège. C'est ainsi qu'une vraie connaissance de la nature physique nous conduit à préconiser successivement, dans le même but, deux lignes de conduite opposées.

Mais avant de passer avec notre fille le seuil de l'adolescence, il convient de la mettre un moment à l'écart pour nous occuper de son frère.

Ai-je besoin de dire que, pour le petit garçon, les dangers de la curiosité et des habitudes vicieuses sont encore plus grands, plus inévitables que pour la sœur ? En entrant au collège, cet enfant affronte la foule, la cohue des éléments les plus divers, et dans les pays de démocratie, on croit bon d'initier d'emblée le petit citoyen à un milieu qui doit être celui de toute sa vie. On a, je pense, raison d'avoir ce courage, d'autant plus que les éducations privées ne préservent pas des contacts dangereux. La seule garantie d'une conduite pure et digne est, quoi qu'on fasse, pour l'homme, dans sa conscience, et il vaut mieux le munir d'une sauvegarde intérieure que de multiplier les précautions du dehors. Ce principe est si vaillant et si vrai que, pour ma part, je l'appliquerais aussi aux femmes.

Pas d'hésitation donc, à l'égard de votre fils, sur le moment, la méthode et l'entrée en matière; éclairer et soutenir sa conscience, c'est tout ce dont il s'agit ! Ah! quand des rapports de confiance implicite peuvent, comme j'en sais des cas exceptionnels, exister entre le fils et son père, quand celui-ci sait trouver le temps de sonder, d'étudier son enfant, souvent, dans l'intimité d'une promenade en tête à tête, il peut y avoir pour celui-ci sécurité réelle et soutien véritable dans ses tentations. Mais hélas! combien en est-il de nos hommes d'affaires qui comprennent ce grand devoir? En l'absence du père, il reste la mère, et ne croyez pas que ces sujets de pureté, de pudeur perdent quelque chose à être traités par elle devant son fils ! Bien puérile serait la crainte que la convenance en pût souffrir. Ces grandes leçons, directes et saintes, participeraient au contraire du respect tout particulier que presque tous les hommes portent à leur mère, et il est juste que celle en qui se personnifie pour eux la femme, travaille à développer ce respect, en l'étendant à tout son sexe.

L'auxiliaire indispensable à l'éducation de la pureté chez le garçon, c'est l'éducation du courage. La poltronnerie une fois vaincue, le champ de bataille est presque gagné. C'est en effet, neuf fois sur dix, la crainte qui induit l'enfant en tentation, crainte des quolibets, du ridicule, crainte de se singulariser, crainte du mépris des plus grands, de l'impopularité, de l'isolement parmi ses égaux. Mais d'autre part, quel n'est pas, Dieu merci, le prestige du courage dès la vie de collège, quelle autorité, quel ascendant ne donne-t-il pas d'emblée sur ses camarades au petit homme, qui, une bonne fois, se décide à s'en saisir ! On voit les cabales d'écoliers s'effondrer dans un honnête élan d'enthousiasme, dans une franche adhésion au parti du courageux. Et si c'est plutôt le courage physique qui rallie ainsi les suffrages, c'est bien aussi quelquefois celui de la vérité, l'aveu généreux d'une faute, par exemple. S'il en est ainsi, la voie est tout ouverte à l'idée du courage moral, et il ne dépend que d'une mère intelligente de faire pénétrer le point d'honneur dans le domaine de la pureté. C'est une tâche qui en vaut la peine, et qui ne se fera pas, si vous n'y mettez la main.

Par une singulière aberration, en effet, la polissonnerie du collégien consiste justement à se faire gloire de ses caractères masculins. Son sexe est son orgueil, et cette forfanterie le portera précisément à faire parade de ses fonctions sexuelles ; il en hâtera la maturité de tous ses désirs, n'importe par quels moyens ; il les affirmera avant l'heure devant ses camarades. Il est risible de voir jusqu'à quel âge se fait sentir l'aiguillon de cette vanité qui s'associe chez les hommes à une fonction naturelle. Beaucoup d'hommes faits en subissent encore l'influence à tel point qu'un état, même temporaire, d'impuissance sexuelle prend pour eux les proportions d'une calamité. Ils y voient je ne sais quelle déchéance dont l'humiliation les exaspère. Pour nous, femmes, ces sentiments sont ridicules dans leur exagération ; néanmoins, ce préjugé est un puissant ennemi, et il faut le combattre dès sa première apparition, dans la vie de collège.

Ce n'est qu'une autre et plus noble idée de la virilité qui peut déplacer celle-là. Faites-la consister, pour votre fils, dans la vraie indépendance, dans la conquête de la liberté et de la maîtrise sur lui-même. Le but est assez grand pour le tenter, et si vous lui en laissez voir les obstacles, la tâche peut prendre à ses yeux l'attrait de quelque chose de difficile et d'héroïque, digne de ses efforts. Ne lui dites point ce vieux lieu commun : « Tu es né libre ! » Il est usé, personne n'y croit plus. La liberté, montrez-la-lui comme une cime à gravir, fière, blanche, difficilement accessible. Les dangers des ascensions n'ajoutent-ils pas à leur prestige pour les jeunes ? Une fois en route, l'air des hauteurs les encouragera ; à chaque effort, une âpre et saine joie les appellera plus haut ; mais montrez-leur les premiers pas du chemin. Mettez-les sur la bonne voie, et tandis qu'il s'évertue à gagner son indépendance morale, honorez le petit lutteur ! Son champ de bataille n'est ni plus ni moins ardu que le vôtre. Prenez-le au sérieux tout à fait. Dieu voit probablement, entre lui et vous, peu de différence ; notre grande supériorité d'hommes faits, vue d'un peu haut, qu'en resterait-il ? Ne traitons donc pas nos enfants comme s'il allait sans dire qu'ils doivent, sur certains points, être irréprochables, alors que nous leur disons, pour la forme, qu'ils sont conçus et nés dans le péché. Disons-leur, au contraire, qu'ils ont devant eux une magnifique mission, mais difficile à l'extrême, que nous les y aiderons, les y accompagnerons, que nous en connaissons par expérience les tentations, (oui, toutes, et les plus vilaines !) mais que nous sommes en bon chemin, et qu'avec l'aide de Dieu nous espérons arriver.

En nous plaçant ainsi à leurs côtés, pas trop au-dessus d'eux, en leur laissant voir notre effort de loyauté et de fidélité au but, nous mettons ce but à leur portée, et ils pourront se sentir, à leur tour, gagnés, envahis par notre consécration. Ce n'est pas autrement que le patriotisme, l'enthousiasme pour la science, l'ardeur des découvertes, des explorations, l'amour de l'art se sont mille fois communiqués de père en fils. Pourquoi n'en serait-il pas de même de l'amour du bien, du zèle pour une croisade en faveur de la Pureté ?

VII

L'Education des instincts sexuels
(*Suite*)

Des rapports entre adolescents des deux sexes. — Par quoi
remplacer la courtoisie à son déclin. — L'attrait réciproque
à l'état normal; comment il se fausse et se déprave. —
Liberté et pureté. — Nécessité d'éclairer la jeunesse. —
Le travail pour tous. — A chaque femme une carrière. —
Aux deux sexes un même idéal.

Nous avons envisagé fille et garçon séparément jusqu'au moment de la puberté.
Considérons-les maintenant ensemble, dans
leurs rapports. Nous l'avons dit, pendant la
première enfance, la nature met entre eux peu
de différence. Ecoliers tous les deux, frère et
sœur ont les mêmes devoirs, la même discipline; à peine leurs jeux les sépareraient-ils,
si nous n'y intervenions pas. Les voilà camarades par la force des choses. Seront-ils bons
ou mauvais compagnons? Question plus grave
qu'il ne semble!

L'enfance reflète, comme un miroir, les us et coutumes de son entourage. Là où les hommes et les femmes se respectent pleinement entre eux, filles et garçons s'associent sans difficulté, et se trouvent bien ensemble. Se montret-il quelque différence entre leurs petits talents, ils s'aperçoivent qu'ils se complètent, et que l'intérêt des deux parts est de s'entr'aider. Au contraire, là où prévaut une grande inégalité entre les sexes, leurs différences de caractères et d'aptitudes deviennent le sujet de commentaires désobligeants ; on les relève niaisement, on les exagère à plaisir. Dès le berceau, on soulignera d'un sourire de complaisance les petites bravades du marmot, « un vrai *garçon*, celui-là ! » Grogne-t-il, on lui dira : « Ne pleurniche pas comme une *fille !* » Le petit garçon est prompt à saisir l'esprit de ces remarques, et bientôt il se fait gloire, comme d'un mérite, du sexe qui lui est échu.

Nous intervenons en tout pour restreindre le domaine de la fillette, ici par égard pour ses vêtements, là pour complaire à l'usage. Nous lui imposons, à elle seule, tout un ordre de travaux auxquels son frère pourrait gagner à prendre part. « Travail d'aiguille, travail de fille ! » dira-t-il avec dédain. Y a-t-il à la maison quelque service à rendre? on ne songera jamais à le demander qu'à la sœur. C'est cultiver chez le garçonnet l'arrogance et l'égoïsme. Comment ce petit supérieur consentirait-il ensuite à ce qu'une fille s'avisât de l'égaler sur son propre terrain? Ce serait lui faire injure.

D'autre part, le ressentiment germe au cœur des fillettes, et y prend de profondes racines. Bons camarades, on ne peut l'être, si l'on n'est point sous un régime égal; aussi frères et sœurs sont-ils en hostilité incessante. Nous nous fatiguons en efforts pour les mettre d'accord. Rien n'y fait. En désespoir de cause, nous disons : « Qu'ils restent à part, ce sera le moyen d'avoir la paix! » Et l'on conclut à faire à chacun d'eux une sphère séparée. Le but est-il atteint? Oui, direz-vous. Le travail se fait mieux, les jeux sont plus tranquilles; tel ou tel grossier abus ne peut plus se présenter. D'accord, mais le But même, l'objet de l'éducation, la Vie... s'arrangera-t-elle de cette méthode? Que deviendra la société, si l'on renonce à concilier ces deux éléments? un assemblage de couples disparates s'aimant mal, et ne vivant ensemble qu'autant que leur égoïsme y trouvera son compte. En séparant

les sexes dans l'enfance, nous éludons une
partie importante de notre tâche. Il s'agit précisément de leur apprendre à vivre ensemble,
et non l'un sans l'autre. Plus cela est devenu
malaisé, plus grande en est la nécessité. Pour
que les deux sexes s'estiment, il faut qu'ils
apprécient les différences mêmes qui les distinguent, et cessent d'être l'un pour l'autre
un objet de comparaisons malveillantes. Pour
que l'aigreur se dissipe, il ne suffit pas d'observer entre eux une rigoureuse impartialité;
il faut leur créer des terrains de rencontre et
d'entente sincère, et que sur ces terrains mêmes
une influence s'exerce pour faire prévaloir
l'harmonie.

Avant que les caractères virils et les grâces
féminines n'entrent en scène, fille et garçon
doivent être l'un pour l'autre simplement un
être humain, estimé pour ses qualités humaines
et pour elles seules. L'estime pure et simple
est appelée à remplacer le culte chevaleresque
dont la femme était autrefois l'objet, et qui
tend à sortir de nos mœurs.

On déplore le déclin de la courtoisie. Nos
aïeules rappellent avec regret les temps où
tout parfait gentilhomme s'honorait de rendre
hommage aux dames, et de se dire leur servi-

teur. Ces temps ne sont plus; il serait vain de vouloir en conserver quelques usages de pure convention. En l'absence du sentiment qui, jadis, les inspira, des hommages extérieurs seraient une comédie que nous ne saurions agréer. Faisons mieux, renonçons à ces grâces d'une société disparue. Ne réclamons plus d'autre privilège que le respect dû à tout être humain. Nos filles gagneront à rentrer dans le droit commun. Souvent c'était pour nous refuser la justice qu'on nous prodiguait l'adulation. Dans la nouvelle économie, il n'y aura plus que la justice, mais qu'elle sera noble et saine, forte et bienfaisante ! Nous grandirons sous son égide, à notre pleine stature, et lorsqu'une estime fraternelle aura prévalu dans les rapports des sexes, cette estime sera pour toutes les femmes, pour toutes les conditions, et non plus le monopole d'une élite de beauté, de fortune ou d'esprit.

Les enfants ont grandi. Les progrès de l'adolescence font entrer, dans leurs rapports, des éléments nouveaux. La floraison de la vie sexuelle amène non seulement des sensations, mais des pensées, des aspirations, des rêves. Un attrait, d'abord timide, puis de plus en plus profond, se fait sentir d'un sexe à l'autre.

A la bonne camaraderie vient se joindre un charme particulier, qui réside précisément dans la dissemblance, et qui se répand sur l'être entier, ses caractères, ses traits, ses allures.

Où trouver un langage assez délicat pour dépeindre cet éveil de l'âme virginale à l'aurore d'un monde nouveau ?

Loin, bien loin encore est l'heure des passions. L'attrait est d'abord vague, indéfini, impersonnel, si l'on ose dire ; ce n'est point telle femme en particulier, c'est la femme qui commence à se révéler.

Que de soins, de respect, de sagesse discrète seraient nécessaires pour entourer, comme il doit l'être, le cœur de notre enfant, à l'heure de cette initiation ! De quel secours inappréciable lui serait l'intimité complète du cœur maternel ! Plus grande et sainte est la révélation qui s'approche, plus désolante en peut être la profanation ; si l'idéal, dont les premiers traits se dessinent, n'est pas respecté, par quoi le remplacera-t-on ?

Une honnête amitié peut alors succéder à la franche camaraderie de l'enfance. Nous avons tous connu des cas où le jeune homme, à cet âge critique, a trouvé refuge et soutien dans quelque bonne amitié pour une femme, que des circonstances exceptionnelles lui avaient permis de traiter simplement en sœur. Il ne trouvait qu'auprès d'elle une solution paisible aux conflits dont son cœur était agité. C'est que cette seule femme le mettait dans l'attitude qu'il devrait prendre envers toutes les femmes ; le jour où il verrait en elles des sœurs, il se trouverait sur la voie des affections pures, la seule où il puisse rencontrer dignement l'épouse de son choix.

L'adolescent reste-t-il, au contraire, privé de toute amitié de cette nature, la transformation, qui s'opère dans son cœur, n'y apporte que trouble, gêne et contradictions. S'il n'a pensé, jusqu'alors, aux fillettes qu'avec dédain, il se sent le jouet d'impulsions incompatibles, attiré et repoussé, à la fois, par le même objet. Il a honte, à d'autres moments, de cette obsession envahissante. L'attrait vers la femme se change en irritation contre elle. Le doux rayonnement de l'influence féminine eût calmé le bouillonnement de ses sens en ouvrant, à ses préoccupations, des voies pures et inoffensives ; livré à lui-même, l'instinct corporel parle seul, et bientôt parle en maître.

Alors, à l'heure propice pour la défaite, se

présente la tentation de satisfaire ses désirs.
« Pourquoi », diront, un jour, à votre fils, ses
camarades, « pourquoi te refuserais-tu ce que
« tout le monde s'accorde ? » « Tu as les sens
« surexcités. L'amour n'a rien à faire là. C'est
« un pur instinct physique, animal. Il ne
« manque pas de femmes prêtes à te com-
« plaire. On les paie, et tout est dit ! » Et les
amis de prêcher d'exemple...

Ont-ils réussi à l'entraîner, c'en est fait de
votre fils. La floraison de sa vie est manquée.

« Le cœur d'un homme pur est un vase profond.
« Lorsque la première eau qu'on y jette est impure,
« La mer y passerait sans laver la souillure,
« Car la coupe est immense, et la tache est au fond. »

« Je suis tombé », dit un des héros de
« Tolstoï ; « ce malheur m'est arrivé comme
« il arrive aux neuf dixièmes des hommes.
« Je suis tombé, non séduit par les charmes
« d'une femme, mais parce qu'on se plaît à
« voir, dans cette chose, qui, pour moi,
« n'avait été qu'un hasard, un soulagement
« légal et utile pour la santé, un passe-temps
« naturel, excusable, innocent même pour
« un jeune homme. Qu'on pût appeler chute
« cette action faite de besoin et de plaisir, je

« ne le comprenais pas. Ma jeunesse s'y laissa
« aller, comme elle s'était laissée aller à boire
« et à fumer.

« Et cependant, il y avait dans cette pre-
« mière chute quelque chose de particulière-
« ment touchant. Je me rappelle que dans la
« chambre même, tout de suite après, une
« tristesse profonde m'envahit, et que des lar-
« mes vinrent presque à mes yeux en son-
« geant à la perte de mon innocence, à la
« perte éternelle de mes relations normales
« avec la femme. Oui, mes relations avec la
« femme étaient à jamais perdues. Impossible
« dès ce moment d'avoir des rapports purs
« avec une femme. J'étais un homme perdu.
« Etre un homme perdu, c'est être tombé dans
« un état physique semblable à celui d'un
« fumeur d'opium ou d'un ivrogne. De même
« qu'un fumeur d'opium ou un ivrogne ne
« vivent plus de la vie normale, un homme
« qui a goûté le plaisir avec plusieurs femmes
« n'est plus un être normal, il est perdu, fini.
« Comme on reconnaît, à leur manière d'être,
« le fumeur d'opium et l'ivrogne, on recon-
« naît à la sienne un homme perdu. Cet homme
« peut se contraindre, lutter contre ses pas-
« sions ; les rapports simples, purs et frater-

« nels avec une femme lui sont à tout jamais
« interdits. Dès qu'il jette son regard sur une
« jeune fille, on le reconnaît. J'étais un homme
« perdu et je le suis resté » (1).

Pendant que le jeune homme traverse,
comme il peut, ces temps difficiles, y trouve la
solution qu'il peut, à la faveur de son entourage d'étudiant, la jeune fille se fait, elle aussi,
une vie factice, mais combien différente de la
sienne ! En secret, sous l'influence de mots
couverts, de livres romanesques, elle aussi
sent se développer l'attrait pour l'autre sexe.
Elle voit se succéder chez le jeune garçon ces
alternatives d'admiration et de dédain qui la
troublent, l'agitent, lui restent incompréhen-
sibles. Cet être inapprochable qu'elle ne voit
que par courts moments, toujours insuffisants
pour le connaître, elle le revêt d'un caractère
artificiel, de toutes sortes de qualités imagi-
naires. Ignorance encore bien plus grave, elle
ne connaît jamais, et ne peut pas connaître
son propre cœur. On a si bien exagéré pour
elle les émotions qui accompagnent toute sympathie pour un jeune homme, l'effroi du qu'en

(1) L. Tolstoï. La Sonate à Kreutzer. Traduit par E. Hal-
perine Kaminski, page 40.

dira-t-on, la crainte des commentaires, que chaque rencontre nouvelle fait surgir dans sa cervelle toutes les possibilités d'amour, de mariage, tous les rêves; son imagination part au galop, avant même que la moindre sympathie ait parlé. La sympathie parle-t-elle, un mot plus sérieux a-t-il été échangé, un coup d'œil jeté dans ce cœur de garçon y a-t-il découvert quelque chose qui touche, alors l'impossibilité d'exprimer cet intérêt, la certitude que tous vont y voir du romanesque, mettent la jeune fille en lutte avec un sentiment aussi simple que légitime, l'obligent à le cacher, et nécessairement lui donnent une importance démesurée. Combien d'amours et de chagrins d'amour de jeunesse n'ont pas eu d'autre cause, d'autre origine? Combien de mariages intempestifs sont résultés d'une amitié contrariée, excitée par l'opposition et prise à tort pour de l'amour?

Mais comment distinguer l'amour de l'attrait, l'amour de l'amitié? C'est bien simple : par comparaison — et pour que la comparaison soit possible, par la simplicité des rapports, la liberté des affections honnêtes, par le temps aussi, les épreuves que rencontre chaque affection en suivant son cours. — Ce n'est pas tout : vous devez à votre fille une autre sauvegarde : il faut qu'elle sache ce que c'est que le mariage. Le sait-elle? Vous l'ignorez ou le laissez au hasard. Avez-vous jamais songé à la gravité d'une telle négligence? Vous fiez-vous à l'amour pour lui révéler la nature de la relation conjugale? Vous savez par expérience qu'il n'en fait rien. Tout reste vague, obscur et troublant pour la jeune fille; ses rêves ne la portent pas ordinairement dans ce domaine, rien ne la prépare à la réalité. Il y a dans les maisons d'aliénés des femmes dont le choc de cette révélation après le mariage a troublé la raison; il y en a dans le monde davantage dont elle a ruiné l'amour naissant; elles sont par milliers, celles à qui elle a montré que leur mari n'était pas l'homme qu'elles auraient dû épouser, qu'elles s'étaient trompées d'amour. Vous avez compris qu'une voie de dégradation s'ouvre devant votre fils, le jour où il se livre à la vie sexuelle en se dispensant de l'amour; c'est dans cette même voie que vous pouvez, sans y penser, jeter votre fille si, la laissant ignorer ce que l'on attend d'elle, vous la livrez néanmoins à la vie conjugale. Vous pensez que le don d'elle-même se fera tout seul, ou sinon qu'après quelque réticence, la jeune épouse se cédera. Mais, je le demande, une femme doit-elle se *céder*? Le rôle d'un séducteur convient-il à un époux? L'union conjugale n'est pas sainte, si elle n'est libre et volontaire, et un mariage consommé sans son plein assentiment est, pour une femme chaste, un outrage. Nous aurions toutes les garanties, les mœurs les plus pures régneraient autour de nous, que nous devrions encore la pleine vérité à notre fille, et encourrions une responsabilité que je veux appeler criminelle, en lui laissant prendre des engagements éternels dont elle ignore la teneur. Et dans l'état de choses où nous vivons, dans l'impossibilité presque complète de connaître les hommes, de les comparer entre eux, nous ôterions à notre fille le seul guide qui peut-être lui reste, l'instinct qui lui parlera en face de la vérité!

Parlez donc, mères, parlez sans hésitation possible! n'attendez pas trop longtemps pour cela, ne remettez pas au dernier moment! Il est moins difficile de le faire sans froisser les délicatesses, alors que l'image d'un homme aimé n'a pas encore rempli les pensées de votre enfant et ne se dresse pas entre vous et elle.— Lorsque le sujet peut être traité objectivement, sans application personnelle, l'initiation peut être sainte et paisible. Pour lui faire entrevoir, dans sa sublimité, le mystère de l'union intégrale, productrice de la vie, vous présenterez à votre enfant cette union comme une loi de Dieu qui s'étend sur toute la nature. En commençant par les fleurs, vous la lui ferez suivre chez tous les êtres et jusqu'à l'humanité. Alors sera venu le moment de parler de l'amour, qui seul, pour nous, sanctifie une telle union.

Oui, sachons quelquefois parler de l'amour à nos enfants; que ce sujet de leurs rêves secrets prenne dans notre bouche la grandeur d'une loi divine; montrons-leur sa portée, son étendue, sa sainteté incomparable. Apprenons-leur à distinguer le véritable amour des amourettes frivoles, ses parodies, et de l'égoïste avidité des passions. Aidons-nous des plus nobles œuvres de la littérature pour purifier cet objet de leurs pensées, auquel tout l'entourage s'efforce d'imprimer un caractère faux, avilissant pour le garçon, artificiel pour la jeune fille.

Bien mieux que toutes les remontrances, de semblables entretiens les détourneront de vaines sentimentalités et de la coquetterie. Les puérilités romanesques seront éclipsées par la grande image qui se dressera, imposante, à leur horizon. Désormais, nos enfants voudront grandir pour se rapprocher d'un si noble but, et devenir un jour dignes de l'atteindre.

Que leur manque-t-il pour cela ? La maturité physique et morale. A nous de leur donner les moyens de l'acquérir.

Pour notre fils, la voie est indiquée ; il va choisir sa vocation. La nécessité d'un tel choix ne fait pas, à vos yeux, l'objet d'un doute. Nécessité matérielle d'abord : garantie d'une honorable indépendance, quoi qu'il arrive ; nécessité morale aussi, devoir envers lui-même et envers la société. L'homme se doit à lui-même tout le développement dont il est capable. Les bases de l'instruction posées, l'esprit ne peut continuer son essor qu'en choisissant une route déterminée ; s'il s'en dispense, sa culture s'arrête, et ses énergies se gaspillent. Plus grand encore, le devoir envers la société oblige l'homme à donner un but à sa vie. L'être qui ne produit rien est un parasite du corps social. L'humanité a besoin des services de tous ses enfants ; à tous, elle réserve une part à son œuvre. Les dons et les moyens sont divers ; n'importe ! Quelle que soit la nature du travail, son utilité est son titre au respect. Vous voulez donc que votre fils soit quelque chose, et pendant les années fructueuses de sa jeunesse, vous ferez volontiers des sacrifices pour sa carrière.

Pendant ce temps, que ferez-vous pour sa sœur ?

Tous les devoirs que nous venons d'énumérer sont aussi les siens. Nous parlions de nécessité matérielle : la jeune fille serait-elle, moins que son frère, exposée aux revers de fortune ? L'aptitude à gagner sa vie peut devenir aussi la sauvegarde de sa dignité et de celle des siens. S'agit-il du devoir envers soi-même ? Les femmes ne sauraient s'en exempter, et il impose à tous les mêmes obligations. Les deux sexes, au même titre, doivent travailler à leur plein développement, et pour l'un non moins que pour l'autre, l'instruction que donne l'école est insuffisante ; elle n'est qu'un préambule. L'observation personnelle, les comparaisons, les rapports discernés au cours de la vie active développent seuls la pensée individuelle : là seulement peut se former ce que nous appelons le jugement. — Le jugement ! vertu complexe, à laquelle contribuent la justesse de l'esprit et la modération du cœur, le tact, la clairvoyance, le calme, une juste connaissance des choses, ce « sens commun »

(« ainsi nommé, disait quelqu'un, parce qu'il est si rare »), essentiel à tous les actes de la vie domestique comme aux problèmes les plus ardus de la vie sociale, attribut indispensable entre tous à la femme, et qu'on exige d'elle dès sa jeunesse, comme une chose qui va sans dire. Se demande-t-on comment nous avons pu l'acquérir ?

Le jugement ne s'acquiert que sous le poids d'une responsabilité, au contact de la réalité des choses ; c'est pourquoi personne n'en manque autant que nos filles, quand nous avons mis tous nos soins à leur éviter ce contact. Nous ne ferons d'elles des femmes judicieuses qu'en leur donnant, à elles aussi, une vocation ; c'est là tout ce qui reste à faire pour terminer leur éducation.

Qu'eiles sont rares, les mères qui comprennent ce devoir ! La plupart ignorent que ce plus important des apprentissages fasse encore partie de leur tâche. On est convenu de le laisser... à la vie, comme on dit, à... l'avenir, que l'on attend uniquement, si l'on est riche, sous la forme du mariage. Les filles qui restent au foyer, demeurent à jamais privées de ce complément d'éducation, et c'est là le secret des travers et des ridicules de tant de vieilles filles. Le jugement ne s'est pas formé en elles, l'équilibre ne s'est pas établi, l'école de la liberté leur a fait défaut.

Mais l'intérêt personnel de notre enfant n'est pas seul en cause. Elle aussi a des devoirs envers l'humanité. Son honneur, à elle aussi, consiste à prendre part à l'œuvre collective. Elle est membre, non de la famille seulement, mais de la société et, comme son frère, elle doit chercher la voie la plus fructueuse pour y entrer au service de ses semblables. Vous êtes heureuse quand votre fils montre une aptitude particulière qui peut déterminer le choix de sa vocation. Vous avez raison de vous réjouir, car aimer son plus grand devoir, c'est un bonheur de toute la vie. Il serait injuste de refuser par principe le même bonheur à la femme. La nature lui donne aussi des aptitudes diverses ; c'est indiquer que son travail peut prendre diverses directions. Aidez-lui, sans préjugé, à discerner celle où elle peut atteindre le plus haut degré d'excellence ; mais ce but une fois choisi, qu'il soit pris au sérieux, poursuivi avec persévérance, comme un devoir, et non comme un passe-temps d'un nouveau genre.

Admettons, par exemple, qu'elle se consa

cre au ménage ; qu'elle devienne alors une ménagère de premier ordre ! Ne négligez rien pour cela, ne vous contentez pas de lui faire suivre un cours de cuisine, ou confectionner quelque pâtisserie. Donnez-lui une vraie connaissance des arts domestiques, et l'occasion de les pratiquer avec suite. Si vous lui confiez telle ou telle branche de votre gouvernement, que ce soit avec un budget, en lui en conférant la responsabilité. La somme de liberté que vous lui aurez donnée sera la seule mesure du profit qu'elle en retirera ; sans liberté, ce serait un jeu, une dinette de poupée ; la responsabilité seule en fait un travail de femme.

Est-ce vers les enfants que la portent ses aptitudes ? Faites d'elle une vraie, une excellente éducatrice. Ecoles Fr œbel, jardins d'enfants, méthodes d'enseignement et de jeux nouvelles et ingénieuses, hygiène de l'enfance, soin des enfants malades, confection des vêtements, qu'elle acquière en toutes ces branches, plus qu'une demi-compétence, une compétence professionnelle. J'ai pris à dessein ces exemples parmi les travaux dont les femmes ont le monopole incontesté pour montrer que, sans sortir de ce domaine, on peut donner à la jeune fille une véritable vocation. Ce n'est pas le genre de travail, c'est la manière dont on s'y consacre qui lui donne ce caractère. Dans le sérieux avec lequel vous envisagerez son but, résidera cet élément de dignité qui en fera, pour votre fille, une école de maturité.

Je n'ignore point qu'une telle ligne de conduite impose quelques sacrifices. « Eh quoi, dira plus d'une mère, ma fille ne saurait-elle trouver à la maison assez d'occasions de s'occuper ? N'y a-t-il pas toujours quelque service à rendre, et rendre service, n'est-ce point sa vraie vocation, la seule ? Apprendre à renoncer à ses goûts pour être agréable à tous, c'est là le propre de la femme. » S'il en était ainsi, si la femme ne devait avoir d'autre vocation que celle du renoncement, l'y contraindre serait la pire manière de l'y préparer. Le dévouement forcé n'en est plus un. Il n'y a pas de sacrifice véritable s'il ne vient du cœur ; pas de don, quand on ne possède rien. N'est-ce pas en donnant quelque argent à votre enfant que vous lui enseignez à en faire un bon usage ? Lui inspirez-vous l'aumône en lui ôtant son porte-monnaie ? Il en est de même du temps, de l'activité, des goûts personnels ; on ne peut en demander le sacrifice que si l'enfant les possède et en dispose. Mais il n'est pas vrai que la femme n'ait d'autre mission que de complaire à tous. Ce serait fort immoral pour «tous» de l'avoir ainsi à leur service. La jeune fille doit, comme son frère, apprendre à céder souvent, à sacrifier parfois son propre plaisir ou ses intérêts à ceux des autres, mais non point au prix de la dignité et de la valeur de sa vie.

Vous espériez avoir une amie en votre fille, dites-vous avec un soupir de regret, vous comptiez l'avoir pour vous désormais. Rassurez-vous, vous l'aurez mieux encore, si elle se développe pleinement sous votre égide, l'esprit occupé d'un but qui a votre approbation, que si, livrée à l'ennui, à vos côtés, agitée de petits intérêts frivoles, elle rêve en secret au moment de vous quitter, pour suivre dans un mariage hasardeux un caprice romanesque ou des besoins d'indépendance. Une vie de travail ne l'empêchera point de reconnaître la voix de l'amour, si elle se fait entendre, ni de lui répondre, mais seul un amour digne de ce nom la décidera à changer d'existence. Et si la grande voix ne se fait pas entendre, si Dieu ne destine pas votre fille au mariage, cette vie la sauvera pour toujours du naufrage d'une existence manquée, en lui donnant la seule compensation suffisante aux joies d'un foyer tout à elle.

Telle est, mères de la classe aisée, la sécurité relative dans laquelle vos filles pourront atteindre à leur pleine stature de femme. L'Ecole de la Pureté ne leur sera point ardue, et ne demandera pas de vous des prodiges de pédagogie. Du bon sens, le respect de la vérité, pleine confiance réciproque suffiront à votre programme. Mais ce n'est qu'à vous que je puis parler ainsi. A vos côtés, dans la rue que vous habitez, une ou deux maisons plus loin, vit peut-être une mère à qui je devrais dire tout autre chose! Je devrais lui dire que tout va conspirer pour la perte de son enfant, qu'à chaque pas, dans son travail, dans ses loisirs, de la part de ses supérieurs et de ses égaux, sa fille va être entourée de pièges ; que les goûts innocents de parure, inoffensifs pour votre enfant, deviendront pour la sienne un péril ; qu'elle doit bénir Dieu, si sa fille n'est pas jolie, ne songer qu'à la défendre, si si elle l'est, car à la faveur de nos mœurs d'aujourd'hui, c'est la fille de cette mère qui paie pour la sécurité des vôtres. Servante, ouvrière, employée, elle trouvera la tentation sur la route même où l'appelle son travail. Pour être pure, il lui faudra résister aux mauvais exemples, subir les railleries ou l'isolement. Impassible devant la flatterie et les protestations d'amour, insensible au prestige de l'élégance et de l'argent, courageuse contre les assauts grossiers, vigilante contre les séductions subtiles, telle doit être la fille du pauvre, pour traverser, sans y sombrer, les périls de sa jeunesse. Ah ! pour ces femmes, la pureté est une tâche héroïque, elle demande tous les courages et tous les renoncements...

Mères plus fortunées, ne dites point, toutefois : Que nous importe, nos enfants ne sont pas à pareille épreuve ! Cela n'est pas l'histoire de vos filles, mais c'est celle de vos fils. Oui, devant l'immoralité publique, fille du pauvre et fils du riche se rencontrent et courent les mêmes dangers. Comme la fille du peuple, vos fils vont être guettés, poursuivis, harcelés par les agents de la débauche. Toutes les séductions seront mises en œuvre pour les corrompre. Comme la fille du peuple, s'ils ne sont héroïques, s'ils ne savent braver la moquerie, déjouer la ruse, résister aux désirs secrets, ils sont perdus ; nos mœurs vous les mangeront.

C'est donc bien toutes les mères que menace le même fléau. Qu'elles se coalisent pour le combattre ! C'est des deux sexes qu'il cherche à faire sa proie. Que les deux sexes se liguent contre lui ! Qu'ils lui opposent les mêmes armes : une même loi morale, le culte de la pureté, le respect de la famille et de l'amour conjugal.

Etrangers l'un à l'autre, ils sont devenus, pour l'autre, un danger. Les sophismes d'une morale différente pour les deux sexes ont fait, d'eux, des complices ou des ennemis. Un même idéal, des affections pures, l'amitié, la collaboration, la confiance réciproque feront, d'eux, des alliés contre la tentation. Divisés, l'adversaire les a trouvés sans force; unis, ils auront raison de lui.

VIII

Le Mariage.

But et bonheur. — Les unions défendues. — Les commandements de la loi sociale. — La virginité des époux. —
Qu'est-ce que l'union conjugale ? Comment peut-elle être
plus sainte que le célibat ? — Amour et possession. —
Le ciment de la solidarité.

L'heure a sonné : l'amour est sur le seuil.
Le cœur de votre enfant, ce cœur dont vous
avez toute la confiance, vous a dévoilé le
secret d'une sympathie de nature à pénétrer
jusqu'à son sanctuaire. Sans tarder, il faut se
poser de solennelles questions.

Il est des unions impossibles. Pas de mariage sans amour, avons-nous dit ; mais il
est des amours qui doivent renoncer au mariage.

Dans le mariage, il entre en cause autre
chose que le bonheur. Il y a le but. Le bonheur est, pour ceux qui s'aiment, l'union

complète; mais le but de la nature et le but de la société, dans l'institution du mariage, c'est l'enfant. Oui, c'est l'enfant à venir et non pas le bonheur des époux qui est le but social du mariage. Il n'est pas permis de poursuivre le bonheur comme but, pas plus que le plaisir; à ceux qui le poursuivent ainsi, il échappe. Nos vies ont un objet qui est le dessein de Dieu; nous devons nous associer à ce dessein. Quand ce but et nos désirs se rencontrent, c'est le jour de la joie, et notre tâche est aisée, mais, parfois, il surgit, entre eux, un terrible antagonisme. Ceux que Dieu amène en face d'un tel conflit, Il leur demande le sacrifice de leurs plus chers désirs.

Et c'est pourtant notre bonheur que Dieu veut, lorsqu'Il nous appelle à ces suprêmes renoncements. Ceux qui sont entrés, à son appel, dans cette voie, savent qu'on n'y reste pas sans récompense, pas sans bonheur. Dieu fait, alors, le miracle de nous rendre, par des voies inattendues et plus hautes, tout ce que nous avions sacrifié, car ce bonheur, qui ne peut pas être *notre* but, c'est le sien; Lui seul peut le mesurer à la stature où Il veut nous faire parvenir. Il nous y conduit par ses propres voies, alors que, Lui en remettant le soin, nous cherchons la lumière de ses pensées, afin de nous y conformer.

Beaucoup ont, dans le cœur, l'instinct du sacrifice, beaucoup de femmes, surtout, mais souvent manque la lumière précise, rationnelle sur le vrai but, la vraie loi des choses de la vie ; l'on se sacrifie alors, à tort et à travers, à toute autre chose qu'à ce but, à un préjugé, à des vanités, à l'égoïsme d'autrui ou encore à la conviction d'autrui, sans que notre conscience la partage,... coupable abdication, car le sacrifice comme tel ne constitue pas la vertu ; le but du sacrifice est la mesure de sa valeur.

Les lumières nous manquent surtout sur le but du mariage, parce que le mariage est un domaine où s'accumulent, depuis des siècles, toutes les conventions, toutes les vanités, tous les préjugés du monde. On a, de tout temps, imposé le sacrifice aux amoureux, mais on l'a requis au nom de tous les fétiches qu'a connus l'humanité. La littérature contribue à obscurcir l'idée du but du mariage, car dans les fictions où nous voyons les amants lutter contre un noir destin qui les sépare, c'est toujours de leur bonheur qu'il s'agit. Les obstacles y étant, le plus souvent, d'un ordre inférieur, ce sont les amants qui ont nos sympathies; vous conviendrez qu'en face de l'orgueil ou des rancunes de famille, des vanités de nom ou de fortune, des différences sociales, l'amour mérite de vaincre, et nous le lui souhaitons. Le roman finit-il au mariage ? A la bonne heure ! la victoire est au plus digne. L'habitude romanesque et littéraire nous présente ainsi constamment le mariage comme un but en lui-même, comme une fin, au lieu que dans la nature des choses, le mariage, loin d'être un but, a, lui-même, un but devant lui : la famille ; loin d'être une fin, il est le commencement des vies à naître. Il faut nous retremper dans cette vérité élémentaire, pour discerner les obligations morales qui en découlent.

C'est en face du but qu'il faut vous placer, dès l'abord, avec votre enfant, pour envisager une offre de mariage. Qu'est, en effet, le conflit des sentiments personnels, que sont les désirs passionnés de deux amoureux en face de cette perspective : ils vont donner au monde de nouveaux êtres. Ces êtres doivent-ils être créés ? Dieu vous appelle ici à participer à ses conseils; oui, Il vous y appelle, puisqu'Il vous donne le choix d'accomplir cette mission, ou de vous en abstenir. Dire : « Dieu l'a voulu ! à la garde de Dieu ! » en prenant des décisions imprudentes, c'est littéralement prendre en vain le nom de Dieu. Cet appel à sa volonté devient un blasphème quand il sert à éluder nos responsabilités.

Une pauvre idiote vint un jour accoucher à l'hôpital de la Maternité à Berne. Les douleurs de l'enfantement l'avaient déjà prise, qu'elle ignorait encore ce qui lui arrivait. Un homme inqualifiable avait abusé de ce corps sans guide et sans protection. Elle devenait mère par hasard, sans le savoir. Savez-vous que beaucoup d'enfants sont conçus d'une manière tout analogue, comme par hasard ?

Nous qui sommes prudents et pratiques, savons bien que l'intérêt des enfants à venir prime celui des amoureux, quand nous envisageons la question pécuniaire ; s'il n'y a pas de quoi nourrir une famille, nous savons bien dire carrément qu'il n'en faut pas avoir. C'est cependant un malheur, et surtout un *mal* moins grand de vivre dans la gêne, d'être élevé à la dure, et de connaître les privations, que de naître chétif, infirme, accablé d'hérédités écrasantes, sous le poids d'un corps qui refuse son service. Qui oserait se dire excusable d'avoir fait payer à des innocents le prix de son propre bonheur, d'avoir sacrifié leurs vies au couronnement de la sienne?

L'hérédité n'est plus une hypothèse; si sa formule scientifique laisse encore à désirer, ses phénomènes, du moins, sont constatés avec une entière évidence. Des statistiques considérables permettent déjà d'assigner à chacune de ses manifestations son importance relative, et de prévoir avec assez de certitude ses plus redoutables contingences. On distingue l'hérédité sous plusieurs formes :

1. L'hérédité directe, des parents à l'enfant.

2. L'atavisme, ou hérédité de retour, qui se manifeste après un intervalle de plusieurs générations.

3. L'hérédité potentielle ou latente, par laquelle un principe transmis à la conception, reste caché jusqu'à un certain âge pour apparaître alors subitement et sans autre cause.

L'influence des prédispositions héréditaires se manifeste avec une intensité variable pour les diverses maladies; les névroses, les psychoses, la tuberculose et la syphilis, sont celles dont la transmission est la plus fréquente.

Pour d'autres, la loi est moins implacable, et fait quelquefois grâce. Les conditions, les variantes et toutes les manifestations de l'hérédité ont été étudiées pour la plupart des maladies, et dès aujourd'hui, leur ensemble forme une science précise, branche importante de l'hygiène sociale. Cette science n'est pas, comme vous le croyez peut-être, grosse de menaces seulement. Ce n'est pas un épouvantail. Au contraire, connue et respectée, elle augmentera la sécurité des familles, car, à chaque prédisposition héréditaire constatée, elle désignera la ligne de conduite rationnelle la mieux faite pour en atténuer les dangers. Mais pour que cette science serve à quelque chose, il faudra qu'on en tienne compte dans les mariages, que l'on reconnaisse comme des obligations morales les restrictions qu'elle prescrit, et que nos devoirs envers la postérité sortent de leur pénombre, pour s'affirmer à notre conscience.

Ici, je voudrais me faire bien comprendre. La simple constatation d'une tendance morbide héréditaire ne suffit pas pour condamner un individu au célibat.— A ce compte, pas un de nous ne serait propre au mariage. — Mais cet élément, quel qu'il soit, doit entrer en ligne de compte, et peser dans la balance des décisions. Une prédisposition morbide s'atténue d'une génération à l'autre, et finit par s'effacer, lorsque la famille atteinte s'allie à des familles indemnes. Toutes choses égales, le bien surmonte alors le mal, et c'est la santé qui a le dernier mot. Mais si, au contraire, il y a coïncidence, et que les deux conjoints héritent des mêmes tendances, cette conjoncture fait plus que doubler le danger. C'est là ce que nous devons éviter à tout prix ; si nous ne pouvons que rarement contracter, aujourd'hui, des unions libres, de part et d'autre, de toute menace, nous pouvons et devons nous interdire, coûte que coûte, les mariages qui feraient converger, des deux parts sur la famille à venir, le même héritage morbide. Enfin, lorsque la maladie est sortie de l'état latent, qu'elle n'est plus seulement une tendance, mais un état déclaré de l'organisme, alors l'individu doit faire à sa race le sacrifice suprême, et renoncer à la famille pour l'amour de l'humanité.

Ces conclusions semblent implacables ; nous frémissons de compassion en les prononçant ; néanmoins, il ne nous appartient pas d'en atténuer la rigueur. Le sacrifice doit être complet. « Cela devient un devoir sacré, dit le professeur Hegar, dans un livre récent (1), de renoncer entièrement à la reproduction dès qu'il y a lieu de prévoir une postérité souffrante. » Ne cherchons point à nous dissimuler l'austérité de cette loi, mais que sa sévérité nous montre jusqu'où doit pouvoir s'élever notre abnégation, et quelle doit être la grandeur de l'homme pour que de tels devoirs s'imposent à lui.

Une des premières questions qui devra donc se poser en face d'une offre de mariage sera celle de la santé, ou, en d'autres termes, celle du droit que l'on peut avoir à fonder une famille.

Non moins grave sera la seconde : Est-il pur, l'homme qui demande à s'unir à votre enfant? Cette question n'est d'abord qu'une autre forme de la première, et il s'agit, là aussi, de défendre la postérité. En effet, à moins qu'il ne soit resté pur, cet homme ne peut que par hasard avoir échappé aux maladies vénériennes.

L'homme de mauvaise vie a le choix entre deux chemins : séduire une innocente ou fréquenter les prostituées. Le premier chemin est exempt du danger de la contagion, mais

(1) Der Geschlechtstrieb. Stuttgart, 1894 (p. 153).

il est gros d'embarras. Il peut entraîner des
procès, du scandale. Il est peu en honneur,
même parmi les hommes qui ne se piquent
pas de chasteté. C'est qu'en effet.une séduc-
tion implique une série de bassesses de divers
genres que tous s'accordent à trouver désho-
norantes. L'homme qui a commis cette action,
s'il est sain de corps, est taré moralement, au-
dessous du niveau ordinaire.

Aussi est-ce rarement de cette manière que
commencent à se dégrader les hommes ; ils
sont en général déjà dépravés avant d'en
venir là. Quant aux autres, ils ont affaire à
des femmes que leur vie expose sans cesse
à devenir les véhicules de la maladie. La
syphilis se communique en un point du corps
quelconque, par simple contact du virus avec
les muqueuses, ou avec une surface dégarnie
d'épiderme. Un baiser, une poignée de main,
c'est assez pour recevoir la contagion. La
maladie se révèle d'abord au lieu infecté par
un ulcère ou chancre qui, parfois de peu
d'étendue, et ne causant ni démangeaison ni
douleur, peut passer presque inaperçu ; « mais,
« dit M. Herzen (1), cet ulcère est ordinaire-

(1) Conférences déjà citées

« ment suivi d'accidents dits secondaires. Ce
« sont des inflammations du système lympha-
« tique, des bubons et des éruptions extrême-
« ment contagieuses, quelquefois aiguës et
« mortelles à bref délai. En a-t-on triomphé
« par un traitement énergique, il peut y avoir
« apparence de guérison. Mais tôt ou tard,
« quelquefois longtemps après, apparaissent
« les accidents tertiaires, qui sont des tumeurs
« malignes, attaquant les organes internes.
« La maladie n'est pas contagieuse à ce degré,
« mais elle est héréditaire. Est-on parvenu à
« guérir ces tumeurs, on peut voir au bout de
« dix, de vingt, de trente ans, pendant lesquels
« l'individu pourrait se croire guéri, se mani-
« fester les accidents quaternaires, graves lé-
« sions, envahissant de préférence le cerveau
« ou la moelle épinière, frappant le malade de
« paralysie ou d'une décrépitude qui le con-
« duit lentement au tombeau. Ainsi, un indi-
« vidu, infecté à vingt ans, peut subir à qua-
« rante, cinquante ou soixante ans, les suites
« éloignées de la contamination primaire, en
« passant, à des intervalles plus ou moins
« longs, par des formes successives de cachexie
« syphilitique que je viens d'indiquer. Il est
« clair que chaque fois la guérison n'a été

« qu'apparente et que tout le temps il portait
« en lui le fatal virus. » M. le professeur Herzen conclut que cette épouvantable maladie
est *incurable*.

Il est impossible aux prostituées de se préserver de la syphilis, lors même qu'elles sont
sous le contrôle de la police et soumises à
l'examen médical. Les hommes qui se succèdent chez elles d'heure en heure, n'étant jamais
examinés, sont une cause de danger perma-
nent, non seulement pour elles, mais les uns
pour les autres. Le venin apporté par l'un
peut se transmettre à l'autre, avant même
d'avoir été résorbé dans les tissus. C'est pourquoi tout l'odieux système par lequel on prétend rendre la débauche inoffensive est un
leurre qui augmente les dangers de la contagion par la fausse sécurité qu'il inspire. Les
maisons de tolérance patentées, au lieu de
fournir des sauvegardes contre la syphilis, en
sont de véritables foyers (1).

Un jeune homme se voit-il atteint de cette
terrible maladie? Son médecin est tenu à garder le secret sur la nature de son mal, même

(1) Voir sur ce sujet la brochure de M. le Dʳ J. Birk-
beck Nevins, « l'Influence de la réglementation au point de
vue sanitaire », 1896.

vis-à-vis des parents. Ceux-ci pourront ignorer toute leur vie que leur fils ait été victime
de la débauche. Ils lui permettront d'aspirer
à la main de la plus pure des fiancées. Et si
l'épouse, à son tour, reçoit la contagion de
lui, elle pourra voir se consumer sa vie sans
soupçonner peut-être jamais de quel mal elle
se meurt. Et ce n'est, hélas! pas tout, puisque
la syphilis est héréditaire. « Il suffit, continue
« M. Herzen, que l'un des parents soit syphi-
« litique pour que les enfants puissent le
« devenir. Ai-je besoin de dire que c'est pres-
« que toujours le père qui est le coupable ?
« Il y a des hommes qui commettent l'ignoble
« crime de se marier, alors qu'ils sont encore
« manifestement malades, et d'autres qui com-
« mettent l'infamie, plus ignoble encore, de
« s'infecter après le mariage..., car souvent,
« trop souvent, hélas! les hommes qui se
« sont tout permis avant, continuent à se tout
« permettre après... Or, que la malheureuse
« et innocente femme soit à son tour ou ne
« soit pas directement infectée par son mari,
« il suffit que celui-ci soit syphilitique pour
« que l'enfant engendré par lui soit syphili-
« tique, ou pour le moins très exposé à l'être
» (il ne faut pas oublier que l'hérédité a une

« double source ancestrale, et que l'apport
« paternel ou maternel peut prédominer, et
« même l'emporter exclusivement, dans la
« progéniture; c'est pour cela que l'enfant
« d'un père syphilitique ne le devient pas
« *nécessairement*). Or, l'enfant ainsi affecté
« meurt souvent dans le sein de sa mère;
« souvent, il meurt en naissant; lorsqu'il sur-
« vit, il devient tôt ou tard malade, quelque-
« fois vers l'âge de la puberté seulement. Je
« vous laisse à penser les souffrances, les
« angoisses, les désespoirs qui s'ensuivent; ne
« croyez pas que j'exagère; cela conduit habi-
« tuellement à des malheurs et à des tragédies
« que les spectateurs ne savent s'expliquer, et
« dont seuls les intéressés connaissent la vraie
« cause. »

En face du secret impénétrable qui recouvre un pareil danger, nous avons bien le
droit de dire qu'un mariage avec un impur
est une coupable témérité. Toute prise de
renseignements est illusoire, dès que le jeune
homme a trempé, si peu que ce soit, dans la
débauche. Seule la chasteté absolue est une
garantie suffisante (1).

(1) Est-ce dire que toutes les chutes se valent et que nous
frappons d'une même réprobation tout jeune homme qui

Nous aurons encore une autre raison pour refuser notre enfant à l'homme de mœurs légères, c'est l'impossibilité où est cet homme de traiter son épouse comme elle doit l'être. L'habitude contractée de regarder l'union corporelle comme une fonction brutale, de s'y livrer machinalement, s'est empreinte dans tout son organisme. Le charme de la nouveauté ne peut que pour un moment interrompre cette routine. Bientôt ce stimulant inaccoutumé s'émousse, et l'habitude reprend son cours. Combien de femmes ont senti leur cœur se révolter contre la manière cavalière dont leur mari se comportait avec elles dans ces rapports, contre son indifférence blessante pour leur bon plaisir, leur libre consentement? Quelle femme a jamais compris qu'un

n'a pas gardé la continence jusqu'au mariage, quelles qu'aient été la nature et l'étendue de ses écarts? Non, sans doute, non plus que nous ne jugeons digne de mépris toute jeune fille qui a perdu sa virginité. L'un comme l'autre a pu tomber victime de son ignorance ou par la faute d'autrui. Nous n'envisageons pas ici la faute en elle-même, mais ses conséquences en vue du mariage. Quant aux conditions d'un relèvement et de la réparation du passé, quant aux titres que peut avoir le repentir à notre confiance, qu'il s'agisse d'un sexe ou de l'autre, ces questions échappent à toute appréciation générale, et ne peuvent être résolues qu'à la lumière de données individuelles.

homme pût désirer cette union, lorsque ce désir n'est pas partagé, dans des moments de mésintelligence peut-être, de ressentiment mutuel, lorsque des mots amers viennent d'être prononcés? Elles l'ont toutes senti instinctivement, ces femmes-là, on les traite alors comme des prostituées.

Et si les circonstances ou l'état de santé obligent à une séparation temporaire, qu'attendre de l'homme qui ne croit pas la continence possible, qui, au mépris de la physiologie, identifie le besoin sexuel à celui de son estomac, et se croit tout permis pour le satisfaire? Qu'en attendre? Une infidélité au moindre refus; et c'est pourquoi tant d'épouses tremblent, reculent devant cette crainte, se soumettent à ces relations, alors même qu'elles sont ruineuses pour leur santé, ou entraînent des conséquences fatales à l'enfant qui peut en être le fruit. Ces craintes légitimes ou exagérées conduisent à tous les subterfuges par lesquels tant d'époux trompent la nature, en empêchant la conception, pratiques que je me dispenserai de qualifier.

Il en est tout autrement de l'homme qui est resté continent jusqu'au mariage. Celui-là se trouve vis-à-vis de son épouse sur un pied d'égalité; il n'a point à la rabaisser pour s'unir à elle. Habitué à s'imposer une discipline, les égards, l'abnégation auxquels il peut être appelé ne seront point au-dessus de ses forces. Loin d'être jamais en danger à celle qui se donne à lui, il s'attachera à la défendre — contre lui-même, au besoin. Devenu le maître de ses désirs, il saura soutenir aussi ses fils à l'Ecole de la Pureté, et ne les laissera pas sombrer dans les tentations dont lui-même est sorti vainqueur.

Voulez-vous épargner à votre fille le rôle de reproductrice involontaire et sacrifiée, rôle dont les bons éleveurs ne voudraient pas pour leurs cavales, mais qui est celui de tant de mères, épuisées par une maternité au-dessus de leurs forces? Voulez-vous lui assurer toute sa dignité d'épouse et sa sécurité de mère, donnez-lui un époux qui soit son égal, un époux vierge comme elle.

Hélas! me répondra-t-on dans certains milieux, où le prendre? Il n'y en a plus. Dieu merci, je puis affirmer le contraire. L'Esprit de Dieu, qui nous inspire le désir de la pureté, s'est aussi fait entendre à la jeune génération. Dans tous les pays se forment, aujourd'hui, des phalanges de jeunes hommes dont le mot d'ordre est la chasteté jusqu'au mariage. Elles comptent leurs adhérents par milliers. Dès que vous le voudrez, leur nombre doublera, car de vous, femmes, dépend la récompense qu'ils s'efforcent de mériter. La jeune fille, la mère, qui se seront promis de n'agréer qu'un prétendant sans tache, aideront à Dieu à en former de tels. Du reste, il en fut de tout temps, en tous lieux, des hommes à l'âme virginale ; il en est, parmi nous, plus que vous ne pensez, et s'ils passent inaperçus, c'est que vous ne vous souciez pas de les reconnaître. J'en ai connu dans toutes les classes sociales, et jusque dans les milieux les plus corrompus.

Les graves questions sont éclaircies ; nos amoureux sont dignes l'un de l'autre, et aptes à fonder une famille. Nous leur donnerons, maintenant, avant de les unir, le temps de se connaître intimement, d'acquérir, l'un de l'autre, une expérience un peu prolongée. Le cours de la vie amènera peut-être des circonstances qui mettront ces caractères à l'épreuve, en leur donnant lieu de se manifester. Une séparation, l'échange d'une correspondance les révèleront, l'un à l'autre, sous des aspects inattendus.

Enfin, nous avons accompli notre tâche, le moment semble venu, pour les fiancés, de franchir le seuil de la vie conjugale ; le mariage les unit « pour les bons et les mauvais jours, la richesse ou la pauvreté, la maladie ou la santé, pour s'aimer et se chérir, jusqu'à ce que la mort les sépare ».

Tout est-il dit ? sont-ils au port ? Ah ! ils sont bien heureux, et nous le sommes pour eux, dans la sécurité de ce commencement.

Mais n'y aurait-il plus d'écueils ? La vigilance a-t-elle fait son temps ? Après avoir subjugué les désirs sensuels tout le long de la jeunesse, vont-ils leur lâcher les rênes, aujourd'hui, sans condition ? Ce qui était le mal, hier, sera-ce, aujourd'hui, le bien, ou, plutôt,..... le mal permis ? Car, sans se le formuler, c'est à peu près sous cet aspect que se présente, à bien des femmes, l'union corporelle... Elles sentent, instinctivement, qu'une cérémonie ne peut pas changer la nature d'une chose, que les paroles du magistrat ni du prêtre ne suffiront à rendre pur et saint, demain, ce qui est honteux aujourd'hui, mais que la pureté ou l'impureté réside dans l'union elle-même, dans l'esprit qui l'anime. En effet, si l'idée qu'on s'en fait, n'est autre que celle

du plaisir qui l'accompagne, la bénédiction
du prêtre ne saurait lui ôter son caractère de
sensualité, et leur longue abstinence peut
n'avoir fait qu'exciter, et amener à leur pa-
roxysme, les désirs passionnés des époux. Mais
il n'en sera point ainsi, s'ils ont conçu, dans
sa plénitude, l'idée du but auquel ils vont se
consacrer ensemble, si, mettant la jouissance
à sa place légitime, sa place subordonnée, ils
entrent dans le mariage comme dans un
sacerdoce auquel ils sont appelés.

La tradition chrétienne associe au mariage
une idée sacramentale. Or, qu'est-ce qu'un
sacrement? C'est une grâce réelle et mystérieuse, par laquelle le Saint-Esprit pénètre
dans le domaine visible, et s'incarne dans un
acte corporel. Par les sacrements, c'est notre
corps lui-même que la vertu de Dieu veut
atteindre, c'est jusqu'à lui que, traversant les
barrières de la chair, il veut pénétrer, pour le
rendre, lui aussi, participant de sa nature et
de ses puissances. Ce sens mystique, d'un acte
sacramentel, s'applique, dans sa plénitude, au
mariage, moins, toutefois, au rituel, qui le
consacre, qu'à l'acte qui en est la consomma-
tion. Dans cet acte, notre âme, consciente de
l'Esprit créateur qui s'approche d'elle, s'unit

à Lui par la volonté, et s'identifie à son œuvre.
Ce n'est pas, alors, à un homme, mais à Dieu
que nous nous donnons, et cet homme, lui
aussi, se donne comme nous. La vie atteint
alors à sa plus haute puissance. L'être entier,
toutes ses facultés et ses sentiments, s'unissent, dans un accord suprême, à la vie corporelle. Or, celle-ci n'a qu'une forme de conscience : la sensation. Ses portes s'ouvrant
aussi à l'Esprit tout puissant, la sensation
s'unit à toutes les autres formes vitales de la
conscience, pour répondre à l'appel de la
force créatrice. A sa place légitime, la sensation, elle aussi, est alors pure et sanctifiée.

Qui contemple le mariage sous cet aspect,
sait en quoi consiste sa sainteté. Il comprend
que la pureté par abstention n'est pas aussi
pure qu'un tel usage de la liberté. Comme la
religieuse cloîtrée renonce au monde au fond
de son couvent, et se met à l'abri des occasions
d'être tentée, le jeune homme continent se
défend la vie sexuelle. Lorsque l'idée chrétienne en était à ce degré de lumières, les
religieux cherchaient la sainteté dans le cloître,
dans le renoncement à tout et dans le célibat.
Nous savons que là n'est pas le plus haut
degré de sanctification, que vivre dans le

monde, en rencontrer les dangers et y accomplir une œuvre utile, est plus grand, plus saint, plus vertueux, et nous savons aussi qu'en ce sens, le mariage est plus pur que le célibat, car il nous fait ouvriers, avec Dieu, pour la création des hommes.

Mais quoi d'étonnant à ce qu'un jeune esprit et un corps indiscipliné ne soient pas à la hauteur d'une telle vie? à ce qu'il faille une éducation pour les y préparer? Le renoncement et l'abstinence seront cette école, et donneront au jeune homme la maîtrise qui rendra son âme accessible, au jour du mariage, à de si hautes inspirations.

Les époux sont unis désormais, sous une sainte égide. Intégrale et féconde, leur union n'est pourtant pas une absorption réciproque. Il ne peut y avoir possession de l'un des époux par l'autre, puisqu'ils se donnent tous les deux. Or, il est, dans l'amour, une fausse complaisance qui pousse à s'anéantir devant l'aimé. Nous femmes y sommes particulièrement sujettes. C'est un des canaux où se détourne, en manquant son but, le principe du renoncement; car, en renonçant à une partie de son être, on appauvrit la communion des êtres. En cessant de penser, de savoir, de vouloir, on diminue la somme de ce trésor que nous donnons avec le don de nous-mêmes. Etant amoindris, nous avons moins à donner.

Deux vies s'unissent-elles? elles sont comme deux rivières qui se joignent pour former un fleuve et marcher ensemble vers l'Océan. Si les eaux de l'une d'elles, n'importe laquelle, diminuent; si, des sources et torrents qui l'alimentent, quelques-uns viennent à tarir, le fleuve aussi baisse, son niveau descend. Pour conserver leur accord dans toute sa puissance, les époux doivent donc veiller à garder inviolable la plénitude de leur être, de leur liberté morale, afin que de cette seule source de toute inspiration, la vie commune s'alimente sans cesse. Le jour viendra où ceux qui s'aiment seront l'un pour l'autre les meilleurs gardiens de cette inviolabilité, s'entr'aideront à la préserver, et se défendront l'un l'autre des tentations de complaisance ou de faiblesse qui seraient des spoliations de leur trésor.

Voyez-vous le mariage sous cet aspect, tel qu'il peut être? Or, ceci n'est point une théorie mystique, imaginaire. C'est simplement la logique naturelle, le rapport des moyens à leur but, selon les lois de la raison. C'est aussi une vérité de l'expérience, et nous pouvons dire d'elle : « Ce que nos yeux ont vu, ce que nos mains ont touché, c'est là ce que nous vous annonçons. »

Nous voici parvenues au terme de notre course. De ces hauteurs, jetons maintenant un regard en arrière sur les obstacles dont, un à un, nous avons triomphé pour l'atteindre : répugnances, préjugés, conceptions erronées, ignorance, pessimisme. Combien ils se sont aplanis dès que nous avons entrepris résolument l'ascension, et maintenant, vus du sommet, ne paraissent-ils pas bien peu de chose, de simples incidents du chemin montant?

Il est cependant un souvenir qui nous oppresse; nous venons de côtoyer une région obscure, d'aspect menaçant, la question de l'hérédité. La laisserons-nous dans son ombre inquiétante, ou bien plutôt ne chercherons-nous pas, de ces altitudes, à sonder son secret? Elle vous paraissait cruelle, cette loi, et vous ne saviez comment la réconcilier avec la bonté de Dieu, ni peut-être avec sa justice? Cependant, c'est bien dans le code même de la justice que nous la voyons formulée, dans ce Décalogue de l'Ancienne Alliance, où la Justice était encore la seule forme de l'amour. « Moi, « le Dieu qui punis l'iniquité des pères sur

« les enfants jusqu'à la troisième et la qua-
« trième génération de ceux qui me haïs-
« sent »,..... « mais, est-il ajouté, qui fais
« miséricorde en *mille* générations à ceux qui
« m'aiment et gardent mes commandements. »
Voyez quelle est la proportion entre l'hérédité
du mal et celle du bien ! Dès l'origine, quelle
place faite à l'amour, quelle prévalence donnée
au bien ! Mais la loi subsiste; si le bien se
transmet en mille générations, le mal se réper-
cute jusqu'à la troisième, à la quatrième.
Pourquoi cela est-il permis ? pourquoi le Père
Céleste ne nous met-Il pas au monde, chacun
ne relevant que de Lui, libre du fardeau de
ceux qui nous ont précédés, et n'ayant à subir
les conséquences que de nos propres actes ?
A combien d'âmes cette question s'est-elle
imposée avec angoisse, combien se sont ai-
gries, révoltées par son amertume ! Ce n'est
pas légèrement qu'on peut s'en approcher. Il
faut d'abord la sonder par la sympathie, en
avoir partagé la douleur. S'il vous est donné
de l'avoir aussi portée, cette croix du Calvaire
de l'humanité, si seulement vous avez appro-
ché votre épaule de celles qui fléchissent sous
son poids, alors peut-être, comme à moi, une
voix intérieure vous aura murmuré des paroles

d’espérance et d’ineffable consolation. Le pressentiment d’un Bien suprême, caché sous cette croix, vous aura touché, et — d’abord par la foi, — vous aurez saisi l’assurance que l’hérédité n’est autre qu’un grand mystère d’amour ; puis, à la faveur de la foi, à la lumière de la confiance, peut-être votre âme adoucie aura-t-elle entrevu, sous les traits menaçants de cette loi, le grand lien qui nous unit tous ensemble en un seul corps. Vous verriez alors dans l’hérédité le ciment même de l’édifice que nous avons vu s’élever, monter de la terre au ciel ; trait d’union à travers les siècles, solidarité écrite dans notre sang, à laquelle nul ne peut se soustraire, communauté de souffrances, mais aussi de gloires, participation aux fautes, mais aussi aux mérites, et dont le corollaire obligé, indispensable, est ce premier commandement de notre Maître : « Ne jugez point », car nul n’est jamais seul coupable de ses péches.

Si nous l’entrevoyons, cette idée de notre vie collective, laissons-la planer sur notre esprit, et nous révéler les destinées de notre race. C’est tous ensemble que Dieu nous aime, tous ensemble qu’il veut nous sauver. Nous ne sommes, en ce sens, jamais isolés, jamais seuls; un réseau d'influences nous relie à un passé qui semble mort, et de nous partent, à leur tour, ces influences, modifiées par l'effort de notre vie, pour s'étendre à l'infini dans un invisible avenir.

Les causes premières de tel acte, les éléments de telle décision de notre vie, il faudrait remonter la lignée de nos ancêtres pour les voir peut-être surgir, à un moment du passé, de l'effort décisif d'une conscience, de la victoire ou de la défaite de telle aïeule oubliée, dont pourtant voici la vie qui produit encore un fruit! Ces combats cachés, ces sacrifices qui nous semblent stériles, et nous ont coûté des trésors de forces vitales, dirons-nous à quoi bon? lorsque nous voyons le patrimoine de la postérité grandir ainsi de tous les efforts, de toute l'énergie morale qui a pu se développer dans le secret d'un seul cœur? Et si la loi de cette solidarité est grande et précieuse, ne fallait-il pas qu'elle fût générale, absolue, qu'elle s'étendît aussi sur le mal, pour donner à notre liberté toute sa portée, et même pour se tourner en menace à l'égard de ceux qui ont besoin de menace pour être sauvés?

La pensée de notre solidarité vous est-elle déjà sympathique, familière? Est-elle pour vous une consolation, ou bien la trouvez-vous encore vague, lointaine, difficile à réaliser? — Avez-vous jamais entendu chanter par une immense assemblée quelque grand cantique? *« C'est un rempart... »* ou encore, pendant vos fêtes patriotiques, quand tous ces milliers d'hommes se levaient d'un même élan pour entonner l'Hymne National, vous rappelez-vous? Qu'avez-vous ressenti? Quelle est cette émotion toute puissante qui vous a saisis, entraînés, qui a fait jaillir vos larmes? Ah! c'est cela qui s'est révélé : C'est « cela » qui est l'avenir du monde, la promesse qui est devant nous! C'est ainsi que nous serons un jour tous ensemble devant Dieu, et c'est pourquoi nous apprenons à dire en priant : *« Notre* Père..... donne-*nous* — et non donne-*moi* — le pain quotidien,... pardonne-*nous nos* péchés, — non seulement *mes* péchés, ceux que *j'ai* commis, mais ces cruautés, ces adultères, ces meurtres que je n'ai pas commis, mais que *nous* avons commis, et dont nous portons tous ensemble le poids! Et enfin, la prière pleine d'espérance : « Délivre-*nous* — tous ensemble — du mal! »

Car c'est ainsi, pour *tous ensemble,* que vient le règne de Dieu.

TABLE DES MATIÈRES

ALENÇON. — IMP. VEUVE FÉLIX GUY ET Cie